Hemangi Raiththa
Uday Kumar Jain

Mini parafusos: Transformando a prática ortodôntica

Hemangi Raiththa
Uday Kumar Jain

Mini parafusos: Transformando a prática ortodôntica

ScienciaScripts

<u>ÍNDICE DE CONTEÚDOS</u>

INTRODUÇÃO

O controle da ancoragem é um fator importante para o sucesso do tratamento ortodôntico. A ancoragem, definida como uma resistência à movimentação dentária indesejada, é um pré-requisito para o tratamento ortodôntico das más oclusões dentárias e esqueléticas[1]. Angle percebeu as limitações da movimentação de dentes contra outros dentes usados para ancoragem, introduzindo ideias como o uso de ancoragem occipital, estacionária e oclusal[2].

De acordo com a terceira lei do movimento de Newton, toda ação tem uma reação igual e oposta, o que significa que, inevitavelmente, alguma perda de ancoragem ocorre como reação às forças de ativação durante o tratamento ortodôntico[3]. Os efeitos recíprocos em toda a arcada dentária devem ser cuidadosamente analisados, avaliados e controlados. Um aspeto importante do tratamento é maximizar a movimentação dentária desejada e, ao mesmo tempo, minimizar a movimentação dentária indesejada devido às forças de reação.

Verificou-se que os dentes selecionados para a ancoragem se movem frequentemente em simultâneo com aqueles em que o movimento é desejado, devido à instabilidade dos dentes quando utilizados para efeitos de ancoragem. Uma vez que se descobriu que os dentes não têm estabilidade suficiente para produzir certas alterações desejadas nas próteses e no osso basal, tornou-se desejável outra fonte de resistência. Por conseguinte, pensou-se que, se a ancoragem pudesse ser obtida a partir de um ponto dentro do osso basal, a estabilidade seria muito maior.[5]

Os aparelhos de ancoragem intrabucal são inadequados para controlar as unidades de ancoragem. Apesar de alguns estudos mostrarem que o TPA era capaz de melhorar a ancoragem, aumentando a resistência dos molares ao movimento, Bobak et al.[9] constataram que a presença do TPA não tinha capacidade de modificar a ancoragem ortodôntica. Na maioria dos estudos sobre os aparelhos de Nance, a perda de ancoragem foi inevitável, e a higiene oral reduzida sob o botão de resina acrílica foi associada à inflamação dos tecidos moles[10,11]. Já com os aparelhos de ancoragem extrabucal, como os aparelhos extrabucais, o sucesso desse tratamento depende inteiramente da cooperação do paciente. Muitos pacientes rejeitam os aparelhos extrabucais devido a preocupações estéticas e sociais.[12]

Mesmo uma pequena força reactiva pode causar movimentos indesejáveis; por isso, é importante ter uma ancoragem absoluta para os evitar. A ancoragem absoluta é definida como a ausência de movimento da unidade de ancoragem (perda de ancoragem zero) em consequência das forças de reação aplicadas para mover os dentes. Esta ancoragem só pode ser obtida através de uma ancoragem esquelética, que inclui todos os dispositivos que são fixados diretamente no osso.

Os implantes, como meio de melhorar a ancoragem ortodôntica (dispositivos de ancoragem temporária; DATs), estão a ganhar uma importância crescente no tratamento ortodôntico, devido às limitações e problemas de aceitação dos aparelhos de ancoragem intra-orais e extra-orais convencionais.

Um dispositivo de ancoragem temporária (DAT) é um dispositivo que é temporariamente fixado ao osso com o objetivo de melhorar a ancoragem ortodôntica, quer apoiando os dentes da unidade reactiva, quer evitando a necessidade da unidade reactiva, e que é subsequentemente removido após a sua utilização. Podem ser localizados transostealmente, subperiostealmente ou endostealmente; e podem ser fixados ao osso mecanicamente (estabilizados corticalmente) ou bioquimicamente (osseointegrados)[3].

A grande vantagem destes implantes é o facto de permitirem a movimentação de vários dentes sem perda de ancoragem. Podem ser colocados em zonas onde a ancoragem natural ou os aparelhos ortodônticos convencionais são impraticáveis, incluindo os espaços edêntulos no alvéolo de qualquer arcada, o palato, o processo zigomático, a região retromolar e o ramo.

EVOLUÇÃO E ANTECEDENTES HISTÓRICOS

O objetivo de qualquer tratamento ortodôntico é alcançar o movimento dentário desejado com um número mínimo de efeitos colaterais indesejáveis. As estratégias para o controle da ancoragem têm sido um fator importante para o sucesso do tratamento ortodôntico desde o início da especialidade. Edward Angle, escrevendo em 1900, foi um dos primeiros a defender o uso de forças iguais e opostas do aparelho para controlar a ancoragem. Tradicionalmente, a ancoragem é reforçada pelo aumento do número de dentes bilateralmente ou pelo uso da musculatura, de dispositivos extrabucais e dos processos alveolares.

A prevenção de movimentos dentários indesejáveis em ambas as arcadas é agora possível. O uso de pequenos parafusos ósseos de titânio aumentou o envelope do tratamento ortodôntico, fornecendo uma alternativa à cirurgia ortognática (particularmente na dimensão vertical) e permitindo o movimento dentário assimétrico em três planos do espaço. Os mini-implantes proporcionam a vantagem biomecânica que permite um tratamento mais eficaz e eficiente com menos auxiliares e outros aparelhos. A previsão da resistência ao movimento dentário pode minimizar as reacções adversas, conduzir a um tratamento mais bem sucedido de problemas complicados e proporcionar um tratamento eficiente em menos tempo. Os dentes podem ser movimentados diretamente (em massa, sem perda de ancoragem) para as suas posições finais. Técnicas e informações aprimoradas nas últimas duas décadas permitiram que os clínicos obtivessem um posicionamento mais ideal dos dentes. Grande parte deste facto foi obtido através de relatos de casos publicados fora dos Estados Unidos. Os mini-implantes podem ser usados em conjunto com todos os tipos de sistemas ortodônticos (edgewise, autoligadura, dispositivos de expansão, etc.). Embora as técnicas biomecânicas tenham sido simplificadas ao longo do último século, elas continuam sendo complicadas.

O conceito de ancoragem esquelética não é novo. A ancoragem do osso basal foi sugerida há mais de 60 anos como uma alternativa ao aumento do número de dentes para alcançar a ancoragem convencional. Devido às limitações do aparelho extrabucal, os clínicos procuraram outros meios de ancoragem. Por exemplo, os ortopedistas têm utilizado parafusos ósseos de aço inoxidável para o alongamento das pernas desde antes de 1905.

Em 1945, foi iniciada a investigação sobre o conceito de utilização de um pino ou parafuso de fixação ao ramo, não só para mover os dentes, mas também para "exercer uma tração sobre a mandíbula". Um estudo envolveu a colocação de parafusos Vitallium (Dentsply) em cães. Utilizando o osso basal como ancoragem, a movimentação dentária foi bem sucedida; no entanto, verificou-se que uma força efectiva não podia ser mantida por mais de 31 dias. A perda de todos os parafusos foi atribuída à infeção causada pela comunicação entre o parafuso Vitallium e a cavidade oral. No entanto, os autores concluíram que "a ancoragem pode ser obtida para o movimento ortodôntico no futuro". Foram necessários 60 anos para passar do aço inoxidável para o Vitallium e para o padrão atual, o titânio. Embora ocupe o nono lugar entre os elementos mais abundantes da Terra, o titânio só foi descoberto em 1791 e não foi produzido em massa até 1948, altura em que foi desenvolvida a tecnologia para o separar de materiais compostos. O titânio tem muitas propriedades valiosas: é três vezes mais forte do que o aço inoxidável; apresenta pouca reação à eletricidade, ao calor ou à força magnética; é altamente biocompatível; e é inerte. O titânio de tipo V tem a menor quantidade de liga (6% de alumínio e 4% de vanádio) de todos os graus de titânio e, por conseguinte, a maior resistência à tração, o que o torna o material de eleição para parafusos ósseos.

Os desenhos da cabeça do parafuso e do braquete mudaram dramaticamente durante as últimas décadas. Quando Brainerd Swain concebeu o bracket duplo edgewise que continua a ser utilizado atualmente, utilizou a cabeça de um parafuso de madeira; em 1986, 90% dos ortodontistas nos Estados Unidos estavam a utilizar o sistema pré-ajustado com brackets duplos preferidos para todos os dentes.

DISPOSITIVOS DE FIXAÇÃO TEMPORÁRIA

Um dispositivo de ancoragem temporária (DAT) é um dispositivo temporariamente fixado ao osso para melhorar a ancoragem ortodôntica, suportando os dentes da unidade reactiva ou eliminando a sua necessidade. Esses dispositivos, que são removidos após o uso, podem ser localizados transostealmente, subperiostealmente ou endostealmente e fixados ao osso mecanicamente (estabilizados corticalmente) ou bioquimicamente (osseointegrados). É importante referir que os implantes dentários destinados ao suporte de próteses, mesmo que utilizados para ancoragem ortodôntica, não são considerados DAT, uma vez que não são removidos após o tratamento. A integração dos implantes dentários e dos DAT na prática ortodôntica permite uma ancoragem infinita, definida nos implantes como não apresentando qualquer movimento (perda de ancoragem nula) devido a forças de reação.

Os sinónimos utilizados para descrever os dispositivos de ancoragem esquelética são:

Mini-implantes, implante de parafusos microscópicos, micro-implante, implante minidental, dispositivos de ancoragem temporários.

O sistema de ancoragem Aarhus[54] apresenta uma cabeça semelhante a um suporte, permitindo a inserção de um fio de tamanho normal. Oferece vários comprimentos de colares transmucosos e corpos roscados para se adaptar a anatomias individuais. Embora muitos autores recomendem os DATs para ancoragem absoluta em casos de extração, o sistema de ancoragem Aarhus® não foi concebido para este fim, uma vez que estes casos podem ser geridos por outros métodos. Com base em experiências com animais e na experiência clínica, o sistema de ancoragem Aarhus® é recomendado para dois grupos de pacientes: 1) adultos com dentes insuficientes para uma ancoragem convencional, e 2) qualquer paciente em que se espere que as forças reactivas causem efeitos adversos.

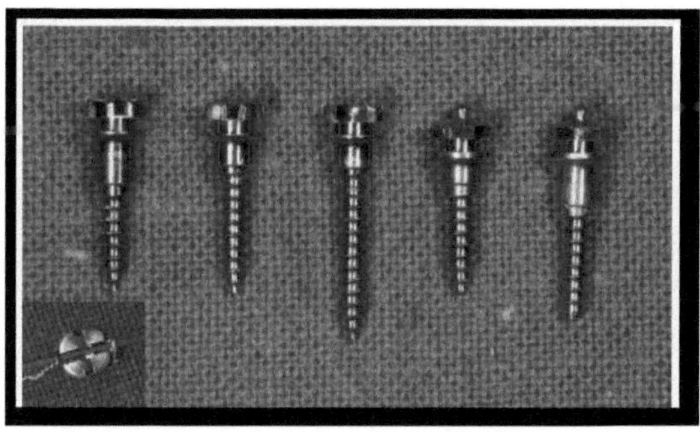

Fig.1 Sistema de ancoragem Aarhus

O sistema Absoanchor,[63] criado por HM Kyung, HS Park, SM Bae e colegas em 2003, inclui um micro-implante estreito de titânio denominado Absoanchor (Dentos, Inc., Taegu, Coreia). Este implante tem uma cabeça em forma de botão com um orifício para ligaduras e elastómeros. O seu pequeno diâmetro permite a inserção em áreas anteriormente inacessíveis da maxila e da mandíbula, tais como entre as raízes dos dentes adjacentes. Os parafusos Absoanchor estão disponíveis em diferentes diâmetros, de 1,2 mm a 1,6 mm, para diferentes tarefas e locais, com comprimentos variáveis de 4-5 mm (mandíbula), 6-8 mm (maxila) e 10-12 mm (implante palatino).

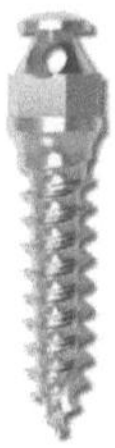

Fig.2 Parafusos de ancoragem

A utilização do microimplante mais comprido possível sem pôr em causa a saúde dos tecidos adjacentes.

O parafuso é constituído por:
a) A cabeça tem a forma de um botão com um orifício para ligaduras e elastómeros. Se o micro-implante for colocado na mucosa móvel e não na gengiva aderente, é muitas vezes preferível utilizar um parafuso sem

cabeça de botão.

b) Colar transmucoso de diferentes comprimentos para acomodar as diferentes espessuras de tecido mole.

c) O corpo está disponível em 2 formas diferentes, nomeadamente, Absoanchor cilíndrico e Absoanchor cónico. O tipo cónico de microimplante oferece um ajuste inicial mais apertado do que o tipo cilíndrico.

<u>Diferença entre mini implantes e mini placas</u>

Parâmetros	Mini implantes	Mini pratos
Locais anatómicos para implantação	Todas as estruturas Onde houver osso cortical suficiente	Todas as estruturas onde existe osso cortical suficiente
Tamanho	1,2 e 3 mm de diâmetro e 6 a 14 mm de comprimento	2 mm de diâmetro e 5 mm de comprimento
Duração	Até que a ancoragem seja necessária	Até que a ancoragem seja necessária
Hora do carregamento	Carregamento imediato	Carregamento após a cura
Tipo de cirurgia	Apenas é necessária uma perfuração	É necessária a abertura da tampa
Desconforto pós-cirúrgico	Mínimo	Major

Estrutura do implante:

Existem muitos tipos de mini-implantes disponíveis, cada um com caraterísticas de design únicas. Apesar destas variações, todos os MIs partilham uma estrutura comum que consiste numa cabeça, pescoço e haste.

A cabeça:

A cabeça é a parte mais coronal do mini-implante e sobressai dos tecidos moles após a inserção no osso. A cabeça facilita a utilização de uma chave para a inserção e remoção do mini-implante, e a sua forma depende da utilização de ancoragem direta ou indireta, de modo a que os dispositivos de ancoragem possam ser ligados, ligados ou enganchados no mini-implante.

Cada tipo de cabeça oferece vantagens e desvantagens clínicas distintas. Uma cabeça esférica pode suportar uma ou duas molas helicoidais, mas requer um ângulo de inserção agudo em relação à placa cortical, limitando o controlo a duas dimensões. Uma cabeça com um gancho pode acomodar mais de duas molas helicoidais e tem um menor risco de descolamento quando inserida num ângulo acentuado. As cabeças tipo bracket, com a sua ranhura central e tamanho pequeno, colocam desafios para a ligação de arcos e para o controlo tridimensional do movimento dentário. As cabeças com uma ranhura retangular são ideais para o alojamento do fio e são, portanto, o desenho mais útil clinicamente. Os encaixes das chaves podem ser externos, onde a cabeça do MI se encaixa na ponta oca de uma chave, ou internos, onde a ponta da chave se encaixa num encaixe na cabeça do MI. As ranhuras internas simples ou Phillips permitem ângulos de inserção agudos e minimizam o risco de desencaixe ou desgaste ósseo.

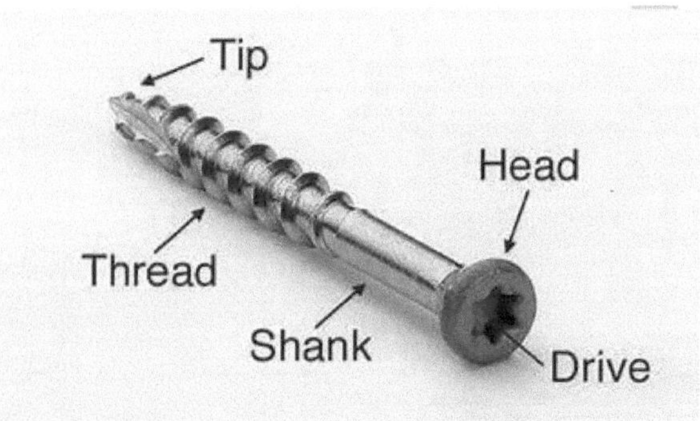

Fig. 3 Componentes de um mini-parafuso

O PESCOÇO

O colo é a porção do mini-implante entre a cabeça e a haste intra-óssea roscada. Pode variar em comprimento, mas é normalmente liso para evitar a irritação dos tecidos, embora também tenha sido proposta uma superfície rugosa.[129]

O PEITO

As hastes dos implantes Miniscrew são cilíndricas ou cónicas (cónicas) e roscadas. A rosca transforma um movimento de rotação do mini-implante num movimento de translação, facilitando a inserção, e actua como um mecanismo de retenção no osso, contrariando as forças axiais e longitudinais que, de outra forma, poderiam fazer com que o implante se deslocasse para fora do osso.[130]

ESTABILIDADE PRIMÁRIA DOS IMPLANTES MINI-IMPLANTES130

A estabilidade primária depende de uma série de factores:

❑ Caraterísticas do dispositivo: comprimento, diâmetro, tipo de rosca, forma da rosca, passo da rosca, desenho da rosca, canal de corte, material de construção

Factores relacionados com o operador/técnica cirúrgica: ângulo de inserção da pré-perfuração cortical

❑ Caraterísticas dos doentes: espessura do osso cortical.

PLANEAMENTO DA COLOCAÇÃO DE MINI-IMPLANTES

Tal como em todos os tratamentos ortodônticos, é importante planear corretamente cada caso de mini-implante para uma execução adequada do planeamento do tratamento.

Foram propostos vários locais anatómicos para a inserção de implantes de mini-implantes130 :

Determinar a localização antero-posterior e vestibular/palatina ideal para o mini-implante de acordo com os requisitos de ancoragem, caraterísticas anatómicas e perspectivas biomecânicas para cada cenário clínico. Por exemplo, uma vez que a retração dos incisivos requer ancoragem posterior, o local típico de inserção do mini-implante é na face vestibular do alvéolo entre os dentes segundo pré-molar e primeiro molar. Isto deve-se ao facto de este local ser facilmente acessível e proporcionar um suporte ósseo cortical adequado e espaço interproximal. Além disso, é mais fácil fixar mini-implantes vestibulares (do que palatinos) a um aparelho fixo vestibular. Em contraste, locais de inserção mais anteriores podem não fornecer distância suficiente para uma tração efectiva durante um período de tempo médio, e podem aumentar os efeitos colaterais verticais devido a um vetor de tração mais acentuado (se não forem adicionados auxiliares conhecidos como braços de potência ao aparelho fixo).

O ponto de partida para o planeamento detalhado de mini-implantes começa com um exame físico dos detalhes topográficos (superfície) do paciente, incluindo as caraterísticas dos tecidos moles. As radiografias bidimensionais e/ou tridimensionais complementam depois esta avaliação clínica, fornecendo informações sobre o volume ósseo disponível subjacente e as estruturas anatómicas adjacentes. Os registos de modelos físicos (dentários) ou virtuais 3D fornecem o nível final de informações de planeamento e também podem ser utilizados para o fabrico de stents, em que o plano de inserção é transferido para a boca do doente. O processo de exame do modelo é também um exercício útil para o ortodontista ser metódico no planeamento e não ter contacto com o doente. Isto deve reduzir o potencial erro do operador e permitir a observação de pequenos pormenores. [128]
Anatomia dos tecidos duros e imagiologia radiográfica:

O ponto de partida para o planeamento detalhado de mini-implantes começa com um exame físico dos detalhes topográficos (superfície) do paciente, incluindo as caraterísticas dos tecidos moles. As radiografias bidimensionais e/ou tridimensionais complementam depois esta avaliação clínica, fornecendo informações sobre o volume ósseo disponível subjacente e as estruturas anatómicas adjacentes. Os registos de modelos físicos (dentários) ou virtuais 3D fornecem o nível final de informações de planeamento e também podem ser utilizados para o fabrico de stents, em que o plano de inserção é transferido para a boca do doente. O processo de exame do modelo é também um exercício útil para o ortodontista ser metódico no planeamento e não ter contacto com o doente. Isto deve reduzir potenciais erros do operador e permitir a observação de pequenos pormenores. Por exemplo, é muitas vezes mais fácil observar as ondulações da superfície alveolar num planeamento de mini-implantes Considerar o(s) local(is) antero-posterior e vestibular/palatino ideal(is) de acordo com os requisitos de ancoragem, caraterísticas anatómicas e perspectivas biomecânicas. O modelo físico do Manual Clínico de Mini-Implantes Ortodônticos do que na boca do paciente, onde uma concavidade da superfície indica a área interproximal entre as proeminências das raízes adjacentes. Dada a dependência histórica da Odontologia em relação à radiografia 2D, muitos ortodontistas ainda estão acostumados a pensar nas áreas dentoalveolares e palatinas como estruturas 2D. No entanto, devemos realmente considerar as áreas dentadas (interproximais) e palatinas dos maxilares como espaços ou volumes 3D, e planear cada potencial local de inserção em termos dos seus limites e volume ósseo nos três planos.

A TC de feixe cónico fornece atualmente a maior quantidade de informação radiográfica 3D e é cada vez mais justificável em cenários de mini-implantes, dados os níveis de dose de radiação relativamente baixos associados às máquinas de radiografia modernas e os campos de visão limitados (pequenos). Também vale a pena lembrar que as imagens de CBCT podem já estar disponíveis para alguns pacientes com problemas clínicos, tais como dentes ectópicos ou deformidade da mandíbula, sem a necessidade de imagens adicionais especificamente para o planeamento de mini-implantes. Os exames de TCFC também permitem estimar a espessura e a densidade do osso cortical, embora as medições da densidade sejam menos exactas do que a utilização de unidades Hounsfield nos sistemas de TC médica.

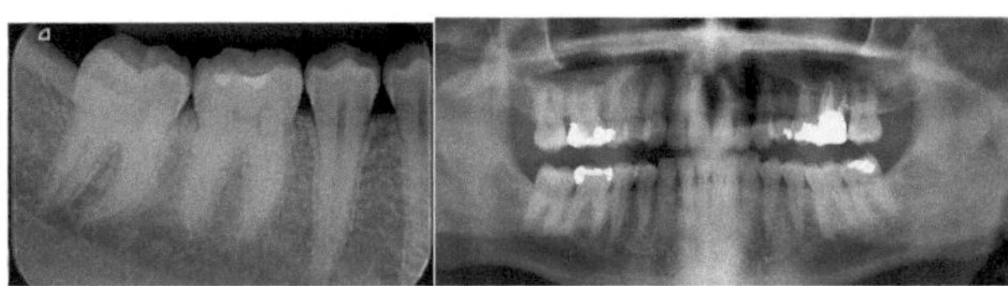

Fig.4 IOPA e OPG para determinar o local

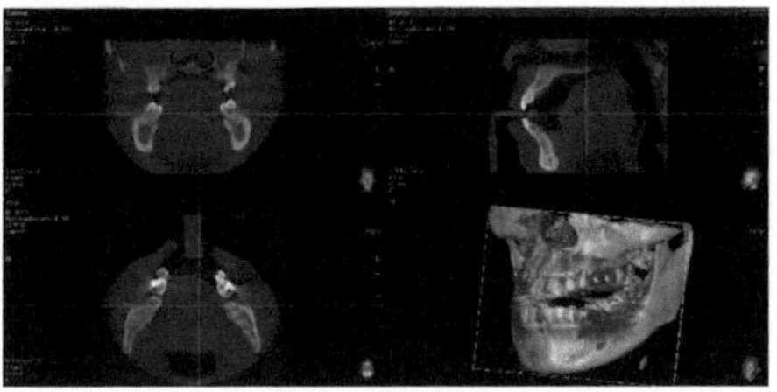

Fig.5 CBCT para determinar o local

Protocolo de colocação

O primeiro aspeto de qualquer colocação de microimplantes é a identificação do local exato onde o implante deve ser colocado. Tal como acontece com os implantes dentários tradicionais colocados para fins de restauração, a localização exacta da colocação é um fator importante no resultado final. Ao colocar implantes no palato, no ramo ascendente, na sínfise mandibular ou noutra localização anatómica que não se aproxime da dentição, é necessário ter em especial consideração quaisquer elementos neurovasculares que possam estar na proximidade da localização especificada. Quando se pretende uma aplicação intra ou interradicular, é necessário prescrever uma localização que não interfira com as raízes dos dentes circundantes.

Para conseguir uma colocação precisa de microimplantes em locais inter-radiculares, foram desenvolvidos vários métodos. Kyung, Park et al[110] avaliaram, através de radiografias periapicais, um fio de latão torcido, direcionado para a gengiva e cortado de modo a terminar no local de colocação prescrito. Maino e colaboradores[174] utilizaram um índice cirúrgico fabricado com fio ortodôntico e resina termoplástica ou acrílica e, com o auxílio de radiografias intrabucais, determinaram o ponto de colocação do parafuso. Wu, Huang et al[175] desenvolveram um modelo radiográfico e cirúrgico para a colocação de microimplantes inter-radiculares, enquanto Freudenthaler e colaboradores[176] utilizaram a tomografia computorizada (TC).

GUIAS DE POSICIONAMENTO PARA A AVALIAÇÃO

GUIAS DE POSICIONAMENTO CONVENCIONAIS

As guias de posicionamento convencionais têm elementos de arame que são temporariamente fixados aos dentes (com resina composta ou um rebordo de material de impressão de silicone) e ajustados acima do ponto de inserção planeado. Após a avaliação da radiografia de diagnóstico, o ponto de inserção é marcado com uma sonda exploradora, criando um ponto de sangramento.[130]

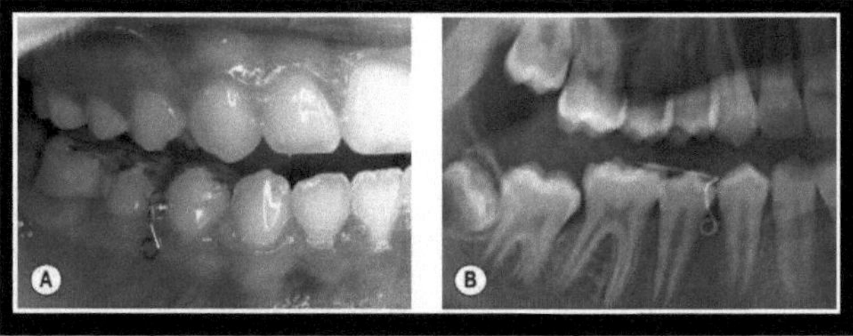

Fig.6 Um dispositivo de posicionamento fabricado em laboratório com um elemento de fio disponível no mercado (TOMAS-locator, Dentaurum, Ispringen, Alemanha), incorporando um orifício de marcação que corresponde ao local de inserção do MI. (A) Fotografia intra-oral após a inserção do dispositivo. Note-se que a guia de acrílico é alargada para cobrir vários dentes. (B) Radiografia panorâmica de diagnóstico.

Dependendo do local do implante, efetuar um dos seguintes 2 procedimentos cirúrgicos sob anestesia local.[61]

Gengiva aderente: Com a evolução dos micro-implantes auto-perfurantes, estes são normalmente inseridos diretamente através da mucosa sem qualquer perfuração piloto. Não é necessária a elevação do retalho ou suturas. Mesmo quando são utilizados parafusos auto-perfurantes, pode ser necessário efetuar uma perfuração piloto quando o córtex é mais fino do que 2 mm, como na área retromolar ou na sínfise, porque o osso denso pode dobrar a ponta fina do parafuso.

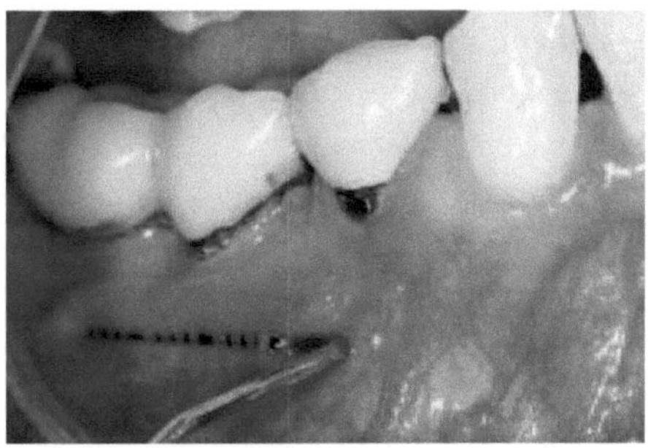

Fig.7 Colocação do implante na gengiva anexa

Mucosa alveolar: Uma incisão vertical ou horizontal de 3 mm ao longo da junção mucogengival com uma lâmina cirúrgica n.º 15 e, em seguida, elevar um retalho mucoperiosteal para expor o osso subjacente. Isto permite a visualização direta da placa cortical vestibular do alvéolo e permite uma angulação mais precisa. O implante é colocado através de perfuração piloto para perfurar apenas a placa cortical do processo alveolar. Após a colocação do implante, o local é fechado com suturas.

Sempre que for utilizada uma perfuração piloto, esta deve ser 0,2-0,2 mm mais fina do que o parafuso e deve ser inserida a uma profundidade não superior a 2-3 mm. Efetuar o orifício piloto no interior do osso cortical para permitir a auto-perfuração do parafuso ósseo e uma melhor retenção mecânica. Manter a velocidade de perfuração baixa sob irrigação completa com solução salina normal para evitar o sobreaquecimento e a necrose óssea.

O implante é retirado do seu invólucro esterilizado com um alicate de bloqueio de titânio e colocado na chave de parafusos fornecida pelo fabricante. O parafuso é então inserido manualmente com uma chave de parafusos personalizada. Se ocorrer uma resistência durante a inserção do microimplante, tal pode dever-se provavelmente ao contacto com as raízes dos dentes adjacentes. Nestes casos, o microimplante é retirado e reinserido numa angulação diferente.

Vários autores recomendam a utilização de antibióticos, mas estes não devem ser prescritos por rotina. O risco de infeção é obviamente maior quando se efeta uma perfuração, especialmente quando se entra repetidamente no mesmo local de inserção. No entanto, desde que seja mantida uma esterilidade rigorosa, não ocorrerá qualquer infeção após a colocação de um micro implante. É prescrita clorexidina a 0,2% para manter uma boa higiene oral.

Manutenção de implantes:

Os factores associados à estabilidade dos micro-implantes foram determinados através da avaliação de factores clínicos variáveis, como o tipo, o diâmetro e o comprimento do implante; factores gerais do hospedeiro, como a idade e o sexo; factores locais do hospedeiro, como a posição ocluso-gengival e o local de colocação; factores processuais, como o ângulo de colocação, o início, o método, a quantidade e a duração da aplicação de força, a extensão do fio de ligadura e a exposição da cabeça do parafuso; e factores ambientais, como a higiene oral e a inflamação em torno do micro-implante.

Aplicação de força:

A maioria dos tipos de mini-implantes pode e deve ser carregada imediatamente, exceto se o torque de inserção final for muito baixo, ou seja, se houver uma resistência mínima da chave de parafusos no assentamento final. Como regra geral, é aconselhável que seja aplicada apenas uma força ligeira (aproximadamente 50 g) durante as primeiras quatro e seis semanas em adultos e adolescentes, respetivamente. Esta força é facilmente aplicada por uma corrente elastomérica suavemente esticada e dá tempo para que a resposta de cicatrização óssea estabilize o mini-implante.

De facto, é favorável que a força elastomérica diminua nas primeiras semanas, ao mesmo tempo que a estabilidade primária do mini-implante está a diminuir. Este facto foi demonstrado por estudos de frequência de ressonância que resultam na estabilidade óssea total mínima três semanas após a inserção. Posteriormente, podem ser colocados vários tipos de acessórios, como molas helicoidais pré-formadas de níquel-titânio e cadeias de elastómeros, para carga direta com níveis convencionais de força ortodôntica contínua, por exemplo, 200 g. Deve ter-se o cuidado de evitar efeitos derotacionais nos mini-implantes carregados direta e indiretamente, uma vez que um movimento anti-horário pode resultar numa redução da estabilidade secundária.

Isto afecta os mini-implantes com um design de cabeça tipo suporte, como o Infinitas, mas é facilmente evitado em cenários de tração direta, colocando uma corrente elastomérica à volta da circunferência externa para ser neutra em termos de rotação. Quando se utiliza uma mola helicoidal de NiTi, esta deve ser colocada na asa (canto) que se encontra na linha de tração ou que tem maior probabilidade de causar uma rotação subtil da cabeça no sentido dos ponteiros do relógio.

<u>CONSIDERAÇÃO CLÍNICA</u>

Os mini-implantes têm sido recentemente utilizados na maioria das situações clínicas devido à sua ancoragem absoluta.

Casos de não extração:

O uso dos mini-implantes como parte de um tratamento sem extração permitiu a retração em massa dos dentes contra o dispositivo, em vez da distalização individual de molares/premolares, que seria limitada pela biomecânica ortodôntica de rotina. Após a distalização dos dentes posteriores e a criação do espaço para resolver o apinhamento anterior e a sobressaliência, o alinhamento dos dentes anteriores tornou-se um procedimento simples, que agora pode ser realizado sem um movimento discernível para frente dos dentes anteriores e sem possíveis efeitos deletérios no perfil facial[38,187].

Quando menos de 3mm de movimento distal dos dentes posteriores era necessário, os micro-implantes podiam ser colocados entre os segundos pré-molares superiores e os primeiros molares. Quando era necessário mais de 3 mm de movimento distal dos dentes posteriores, o osso alveolar palatino entre os primeiros e segundos molares superiores era uma boa escolha para a colocação de mini-implantes, porque havia muito mais espaço no lado lingual.

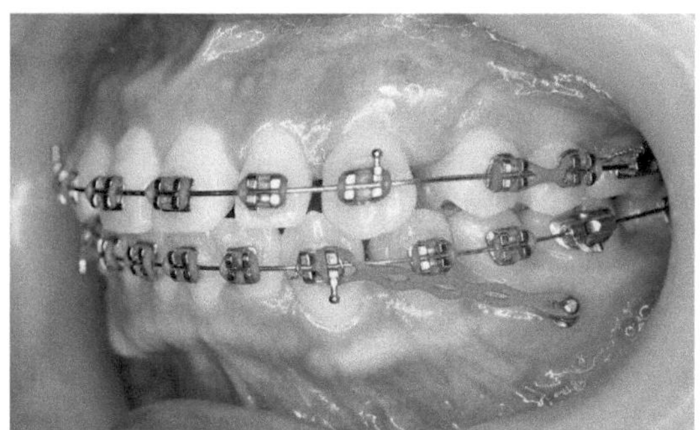

Fig. 8 Retração em casos de não-extração

No tratamento sem extração, a biomecânica da retração dos dentes anteriores, utilizando implantes como ancoragem ortodôntica, foi diferente da utilizada no tratamento com extração. O contato dos dentes com a coroa atuou como uma resistência ao movimento, o que gerou um momento anti-horário nos dentes anteriores, ou seja, um movimento lingual da raiz. Como resultado, a coroa dos dentes anteriores superiores apresentou movimento distal, enquanto as raízes apresentaram movimento mais distal. Esses movimentos são aceitáveis ou desejáveis no caso de retração dos dentes anteriores superiores com inclinação lingual. Ao retrair os dentes anteriores superiores que apresentam inclinação labial ou inclinação normal no tratamento sem extração, o momento anti-horário nos dentes anteriores superiores deve ser eliminado.

Mecânica de encerramento de espaços com mini-implantes

A extração de pré-molares e a retração de dentes anteriores é geralmente indicada quando existe uma protrusão óbvia dos dentes e há uma forte necessidade estética. Durante a retração dos dentes anteriores numa má oclusão de Classe II unitária completa ou num caso de protrusão dentária bialveolar de Classe I, o controlo da ancoragem assume grande importância, pois a manutenção do segmento posterior no lugar é fundamental. Uma perda na ancoragem dos molares não só compromete a correção da discrepância antero-posterior, como também afecta a dimensão vertical global da face.

A aplicação de ancoragem suportada por mini-implantes pode contornar os problemas de ancoragem em tais situações e manter uma relação de Classe II molar ou de Classe I, ao mesmo tempo que estabelece uma relação de Classe I canina para orientação estética e funcional. Neste capítulo, utilizaremos o encerramento do espaço como base para compreender as nuances da biomecânica assistida por mini-implantes na prática clínica.

Diferenças mecânicas na retração dos incisivos entre as IMs e as técnicas convencionais:

A utilização de mini-parafusos para retração de dentes anteriores representa uma mudança de paradigma em relação ao método convencional de encerramento de espaços. A mudança é vista não apenas na demanda de ancoragem entre as duas técnicas, mas também na mecânica envolvida no fechamento do espaço. Algumas dessas diferenças são:

1. Quando se utiliza a mecânica convencional, a aplicação de força é normalmente paralela ao plano oclusal e, por conseguinte
é necessário analisar a força apenas num plano. No entanto, como os MIs são normalmente colocados apicalmente ao plano oclusal no osso entre as raízes dos dentes, a força aplicada é sempre num ângulo. (Nota: a localização preferida para a colocação do MI é entre as raízes dos segundos pré-molares e dos primeiros molares, perto da junção mucogengival. Deve ter-se cuidado para que os Mis não sejam inseridos demasiado apicalmente na mucosa móvel, uma vez que isto pode levar ao fracasso do implante devido à inflamação persistente em redor do local do MI). Esta força angulada presta-se a ser dividida em dois componentes pela lei da resolução vetorial. Resolução uma força de retração horizontal (r) e uma força intrusiva vertical (i). A força aplicada com os MIs neste tipo de configuração está também mais próxima da CRES da unidade anterior. Por conseguinte, o MF (momento causado pela força) é significativamente menor em comparação com o gerado na mecânica convencional. Clinicamente, isso se traduz em uma menor tendência de inclinação dos dentes.

2. Na mecânica convencional, o segmento posterior serve normalmente como unidade passiva (unidade de ancoragem), enquanto os dentes anteriores são a unidade ativa. O sistema de forças é, portanto, expresso de forma diferente na unidade ativa e na unidade de ancoragem ou passiva dentro da mesma arcada. Em contraste, quando os MIs são incorporados como a terceira contraparte, é possível um movimento preciso dos segmentos anterior e posterior. O planeamento exato da quantidade de movimento dentário desejado é, portanto, um pré-requisito antes do início do tratamento ativo.

3. A observação clínica da quantidade de inclinação dependerá da quantidade de fecho do espaço. Uma maior quantidade de fechamento de espaço produzirá maiores graus de efeitos colaterais ou, neste caso, de inclinação. Com as técnicas convencionais, parte do espaço é ocupado pela mesialização dos molares. Pesquisas anteriores mostraram que, em contraste com a ancoragem suportada por MI, os métodos convencionais mostram 2 a 3 mm de perda de ancoragem num caso típico de extração. Assim, os dentes anteriores durante o fecho do espaço com MIs estão automaticamente predispostos a mais inclinação e "dumping", uma vez que têm de ser distalizados a uma distância maior para fechar o espaço de extração. Assim, poderá ser necessário um maior controlo do torque para o encerramento do

espaço com ancoragem esquelética. Essas e outras diferenças têm levado a uma evolução gradual da mecânica baseada em implantes na Ortodontia.

Factores mecânicos que afectam a retração dos incisivos

A partir da discussão anterior, fica evidente que a folga entre o fio e o braquete é um fator muito importante na determinação do tipo de movimento dentário anterior na mecânica de deslizamento. Quanto maior o grau de folga entre o fio e o braquete, maior será a inclinação, pois os braquetes dos incisivos podem girar nesse espaço, fazendo com que as raízes se movimentem para vestibular. Por outras palavras, os incisivos serão submetidos a um fecho prolongado do espaço da fase I.

Outro aspeto mecânico importante a ser considerado é a rigidez flexural do fio, que é crítica na regulação da deformação do fio. A rigidez flexural (D) é denotada por EI, onde E é o módulo de Young do material do fio, e I é o momento de inércia da área da secção transversal. Uma vez que a inclinação dos incisivos tenha ocorrido e não haja folga para o braquete, a rigidez flexural do fio ou a deformação do fio sob a carga aplicada (força de retração) determinará, em grande parte, o tipo de movimento dentário. Se o fio sofrer deformação elástica, os incisivos continuarão a inclinar-se, apesar da folga "zero" entre o fio e o braquete. A quantidade de deformação do fio pode ser estimada dependendo da rigidez flexural do fio e da força líquida atuando nos incisivos. Como regra geral, os fios de menor tamanho e menos rígidos mostram maior flexão quando sujeitos a forças de retração. Por isso, é aconselhável efetuar o encerramento de espaços "em massa" com arcos rígidos de aço inoxidável, em oposição aos arcos mais flexíveis à base de níquel-titânio.

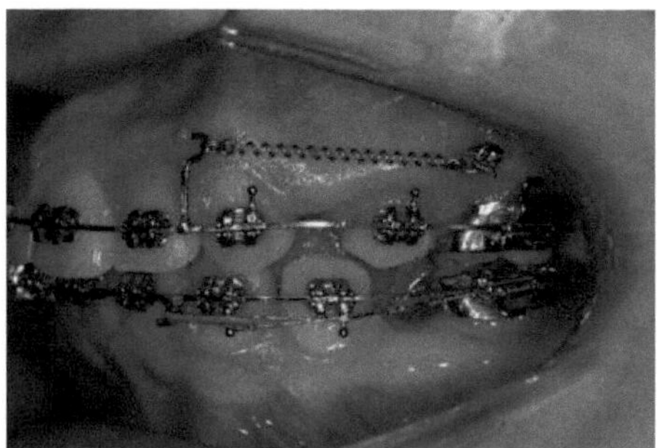

Fig. 9 Retração com DATs utilizando powerarms

Os melhores locais para a retração em massa dos dentes anteriores são o espaço interradicular entre os segundos pré-molares e os primeiros molares. As cabeças dos parafusos podem estar situadas na linha mucogengival ou acima dela, dependendo da linha de ação desejada. Se forem necessárias forças intrusivas e distalizadoras, o mini-parafuso deve ser posicionado acima da linha mucogengival. No entanto, se o movimento primário for um vetor distalizante, o mini-implante deve ser colocado na linha mucogengival.

Um segundo fator capaz de alterar a direção da força é a altura vertical do gancho anterior. Por exemplo, o uso de um gancho anterior curto aumentaria o componente vertical e diminuiria o componente horizontal da força. Para uma retração corporal dos dentes anteriores com uma ligeira intrusão, a posição adequada do implante maxilar foi de 8-10 mm apicalmente à ranhura do bracket com os ganchos anteriores 5-6 mm gengivais à ranhura do bracket entre os dentes laterais e caninos (o centro de resistência dos seis dentes anteriores foi estimado a meio caminho entre o centro de resistência dos quatro incisivos e caninos anteriores).[189]

Com essa configuração, a força passará logo abaixo do centro de resistência e induzirá a retração do corpo com apenas uma leve linuoversão e intrusão. A curva de torção de um arco pode ser outro fator no controle do movimento dos dentes anteriores. Portanto, o movimento dos dentes anteriores pode ser alterado pelo aumento ou diminuição da altura dos ganchos anteriores e da quantidade de curva de torção durante o tratamento, após avaliação por meio de sobreposição cefalométrica. Se a força maxilar passar perto do centro de resistência, isso pode eliminar a necessidade de aplicar o torque lingual da raiz ao arco para evitar a inclinação lingual. Uma leve força contínua de 150-200gm é aplicada com molas helicoidais de NiTi.[189]

Na arcada mandibular, os mini-implantes podem ser úteis em pacientes onde é necessária uma ancoragem máxima, como nos casos de protrusão bialveolar e de classe III. Os microimplantes mandibulares forneceram uma força intrusiva vertical ao arco distal ao primeiro molar. Isto exerceu forças de verticalização nos primeiros molares e uma força intrusiva nos segundos molares. O movimento mesial dos dentes posteriores da mandíbula poderia mover um fulcro para a frente e, como resultado, fechar o plano mandibular. Segue-se um aumento do ângulo SNB e um movimento do queixo para a frente e para cima. Este é um fator importante na melhoria do perfil facial.

Intrusão de incisivos simétricos:

Muitos pacientes apresentam mordidas profundas moderadas que requerem a intrusão pura dxdentes anteriores para nivelar o plano oclusal. A menos que a mordida profunda seja tão extrema que seja necessária uma ancoragem absoluta, pode ser desaconselhável colocar mini-implantes simultaneamente em ambas as arcadas em pacientes jovens. Nesses casos, os mini-implantes podem ser usados para reforçar a mecânica ortodôntica convencional.

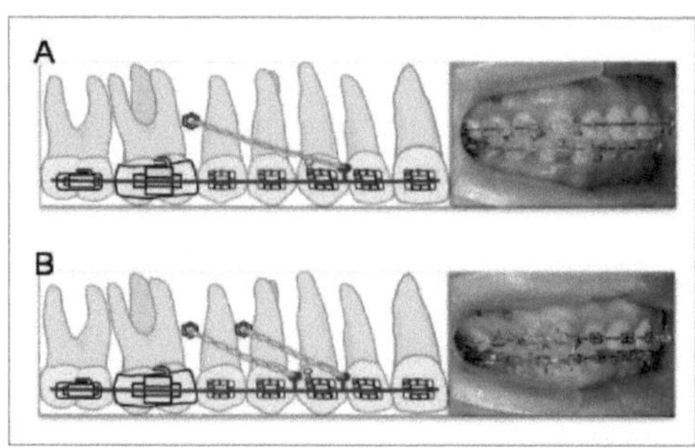

Fig.10 Intrusão da arcada total com DATs (A) Com um implante (B) Com dois implantes

Para proporcionar ancoragem durante a intrusão dos incisivos, podem ser colocados mini-implantes entre os incisivos laterais superiores e os caninos. No entanto, a inserção deve ser efectuada até depois do nivelamento e alinhamento, de modo a que a quantidade máxima de espaço interradicular esteja disponível. Para evitar a inclinação dos incisivos superiores para vestibular durante a intrusão, as extremidades do fio devem ser apertadas para trás.

Ishihara (2013) utilizou implantes indiretamente e tratou com sucesso incisivos mandibulares sobreerupcionados num paciente adulto com uma má oclusão de Classe II Divisão 1, uma sobremordida profunda e uma curva mandibular excessiva de Spee, utilizando ancoragem de mini-implantes e fios segmentados. Um mini-parafuso de 9 mm x 1,5 mm de diâmetro colocado no local de extração do primeiro pré-molar inferior. Após a colocação dos parafusos, foi instalado um fio utilitário de 0,016" x 0,022" (Blue Elgiloy; Rocky Mountain Morita, Tóquio, Japão) e ligado aos mini-parafusos mandibulares antes da intrusão em massa dos dentes anteriores mandibulares. Correntes elásticas foram amarradas entre o arco de utilidade e o segmento anterior do arco seccional. Foi aplicada uma força intrusiva contínua de 50g.

Oito meses após a intrusão dos dentes anteriores inferiores, os mini-implantes foram removidos e um arco contínuo de beta-titânio 0,016" x 0,022" com curva de Spee reversa foi colocado na arcada inferior. Após o nivelamento e alinhamento da arcada mandibular, foram instalados arcos de aço inoxidável 0,017" x 0,025" para retração dos dentes anteriores. Em seguida, os fios de aço inoxidável foram posicionados para coordenar as duas arcadas.

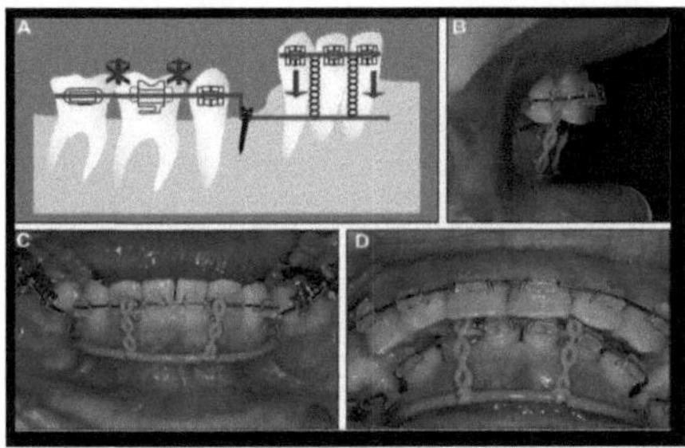

Fig. 11 A, Ilustrações esquemáticas da utilização indireta da ancoragem de mini-implantes para intrusão sobre incisivos mandibulares erupcionados; B-D, fotografias intra-orais tiradas durante a intrusão dos incisivos mandibulares.

Correção do plano oclusal inclinado :[190]

Um plano oclusal inclinado é muitas vezes considerado impossível de nivelar com o tratamento ortodôntico tradicional. A osteotomia Lefort I com impactação assimétrica da maxila é frequentemente utilizada para corrigir este problema. No entanto, a inclinação causada por dentes extruídos pode ser facilmente corrigida com aparelhos ortodônticos normais e ancoragem esquelética. A correção ocorre através da intrusão dos dentes extruídos em 1 lado da maxila, evitando assim uma abordagem cirúrgica mais agressiva.

A alteração do plano oclusal inclinado requer a intrusão dos molares extruídos ou a extrusão dos molares intruídos. A extrusão dos dentes pode causar rotação da mandíbula no sentido horário, produzindo uma face mais longa. A intrusão dos molares é mais estável e reduz a altura facial. Os mini-implantes devem ser implantados nas áreas gengivais anexas, o mais próximo possível da junção mucogengival, para permitir espaço suficiente para a intrusão dos dentes. A força intrusiva aplicada apicalmente à superfície dentária vestibular resulta em movimento rotacional, levando ao alargamento do molar. Por isso, as forças intrusivas devem ser aplicadas em ambas as superfícies, vestibular e lingual.

Alinhamento das linhas médias dentárias:

Quando uma arcada inteira precisa de ser movida lateralmente para corrigir a má oclusão posterior, as linhas médias dentárias são normalmente alinhadas com elásticos inter-maxilares, o que requer uma considerável colaboração do paciente. As forças verticais podem ser contra-indicadas em alguns casos, ou os elásticos inter-maxilares podem descompensar as arcadas a partir de uma perspetiva frontal, provocando a abertura da mordida. Nestes casos mais complexos de desvio da linha média, os mini-parafusos podem ser uma alternativa útil. Um parafuso pode ser colocado lateralmente ou vestibularmente para que a cabeça fique mais oclusal, com um vetor horizontal melhorado.[69]

Extrusão de caninos impactados:

Vários procedimentos têm sido sugeridos para prevenir a perda de ancoragem e evitar a inclinação do plano oclusal enquanto um canino impactado é puxado para baixo em oclusão. Alguns autores recomendaram Kilroy Springs no arco principal. Outros propuseram o uso de arcos overlay superelásticos. Em ambos os sistemas, os dentes devem ser nivelados e alinhados antes de serem combinados numa unidade de ancoragem.[69]

Os mini-implantes podem ser inseridos quando são necessárias forças pesadas para trazer um canino impactado para a oclusão, sem depender do resto dos dentes para ancoragem. As vantagens do uso de mini-implantes em casos de caninos impactados são: o tempo de tratamento pode ser reduzido, não há necessidade de unir toda a arcada e não há efeitos colaterais indesejáveis nos outros dentes. Quer o canino esteja impactado palatalmente ou labialmente, o mini-implante pode ser colocado para fornecer o vetor de força mais aproximado, podendo mesmo ser removido e recolocado à medida que o canino é extruído. Os auxiliares podem ser usados para tornar a mecânica do mini-implante ainda mais versátil.[191]

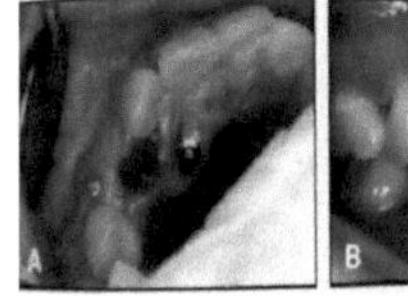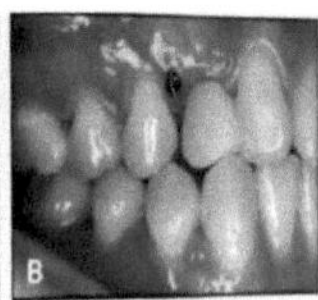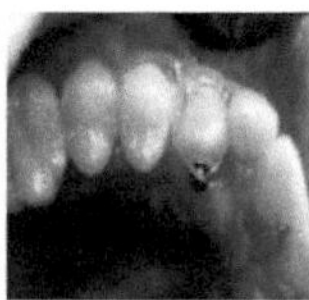

Fig.12 Extrusão de caninos impactados

Intrusão molar:

A sobreerupção dos molares superiores devido à perda dos dentes antagonistas cria interferências oclusais e perturbações funcionais. Para restaurar a oclusão correta, a intrusão dos molares sobreerupcionados torna-se essencial antes de se poderem iniciar abordagens dentárias reconstrutivas multidisciplinares. Foram introduzidos protocolos como a redução protética, a impactação cirúrgica e a intrusão ortodôntica convencional. No entanto, ainda não foram identificadas as complicações biológicas ou o incômodo aparato necessário após esses procedimentos.[192,193]

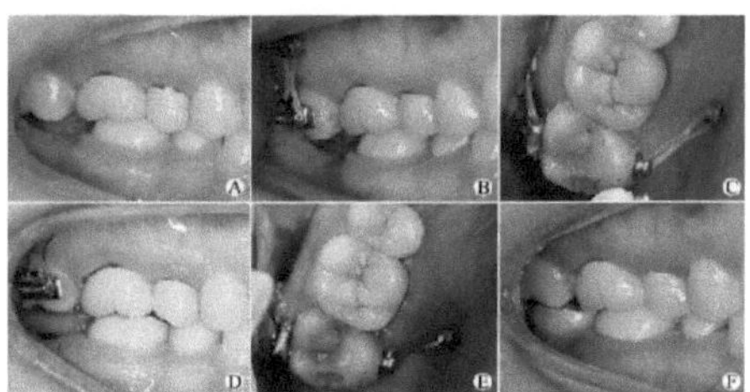

Fig. 13 Mini parafuso colocado para intruir o molar superior

Assim, para intruir os molares sobreerupcionados, os mini-implantes podem constituir uma excelente alternativa aos métodos convencionais. A orientação da força intrusiva dos implantes para a fixação do molar determina a direção dos movimentos dentários. Assim, a colocação dos mini-implantes torna-se crítica na medida em que a linha de ação intrusiva tem de passar pelo centro de resistência do molar, que está localizado entre as duas raízes vestibulares.[194,195]

A intrusão de molares aplicando apenas uma força dirigida apicalmente à inserção dentária vestibular irá inclinar os molares para a vestibular. Isto pode ser evitado, mais frequentemente com um arco transpalatino que deve ser mantido afastado do palato para evitar o impacto dos tecidos moles ou utilizando um arco redondo de sobreposição apertado para proporcionar um momento de contra-ação e controlar a inclinação vestibular da coroa (Sherwood et al). No entanto, o controlo mais eficiente pode resultar da aplicação simultânea de força intrusiva a partir dos aspectos vestibulares e palatinos.[123]

Os dentes posteriores maxilares podem ser eficazmente intruídos em pacientes com mordida aberta esquelética, evitando assim as opções cirúrgicas em alguns casos.[67,122]

Distalização de molares :

Os dispositivos fixos e removíveis de distalização dos molares superiores para a correção das más oclusões de classe II, sem a necessidade de uma colaboração especial do paciente, tornaram-se cada vez mais populares na última década. Esses aparelhos variam desde dispositivos fixos que são ativados pelo ortodontista até molas helicoidais abertas, mas devem utilizar alguma forma de cobertura palatina para proporcionar ancoragem e evitar o alargamento dos incisivos. No entanto, os estudos sobre a distalização de molares têm mostrado uma quantidade considerável de perda de ancoragem anterior.[69]

Uma unidade de ancoragem pode ser preparada para a distalização de molares através da colocação de um parafuso intraósseo atrás do canal incisivo, a uma distância segura da sutura palatina mediana, combinada com um sistema de distalização, ou os mini-implantes podem ser colocados tanto no lado vestibular como no palatino. O tempo médio para a distalização com os mini-parafusos é relativamente curto e pode ser alcançado em 4-6 meses.[187,196]

Os segundos molares têm sido considerados como um obstáculo à distalização tradicional dos molares. No entanto, este não foi o caso com a distalização de molares suportada por parafusos. A distalização pode ser realizada com sucesso, independentemente do estado do segundo molar ou da idade do paciente.[197]

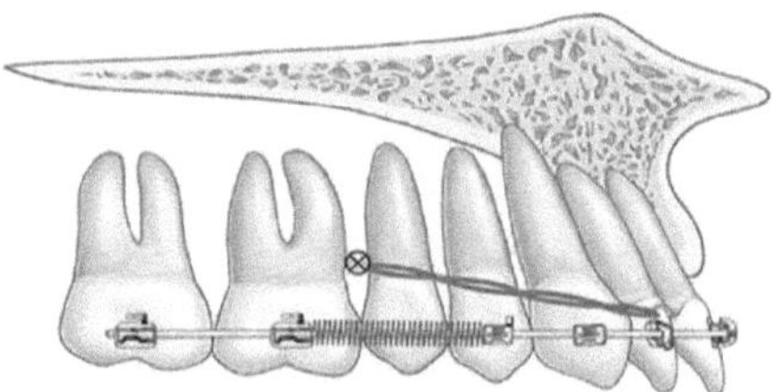
Fig.14 Distalização de molares

Mesialização de molares:

Os molares são frequentemente movidos mesialmente no tratamento ortodôntico para fechar espaços de extração ou espaços edêntulos. A mesialização de molares não é um movimento simples e pode levar a problemas como a perda de ancoragem anterior e a inclinação do molar. Além disso, se houver um rebordo alveolar em ponta de faca no espaço a ser fechado, pode haver perda de osso alveolar[69].

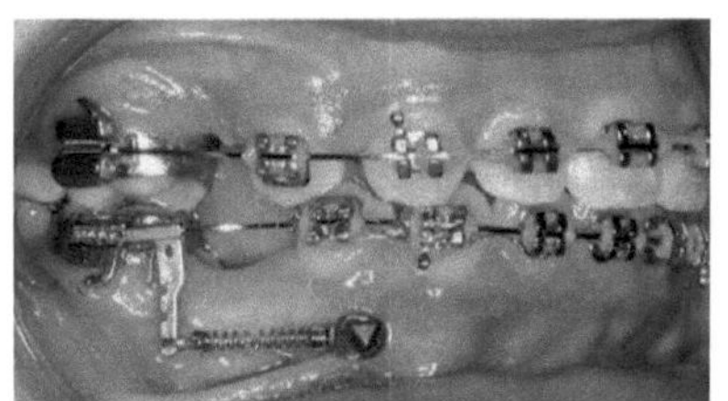

Fig.15 Mesialização de molares com mini-implantes

Um mini-parafuso colocado mesialmente ao espaço, a uma altura que produzirá um vetor de força que se aproxima do centro de resistência do molar, pode ser uma fonte valiosa de ancoragem. Se o parafuso for inserido após o nivelamento inicial e o alinhamento ter sido completo, um arco de tamanho normal pode ser usado para prevenir a inclinação da coroa mesial do molar durante o fechamento do espaço. Como o movimento mesial é lento, especialmente na arcada mandibular, não se deve tentar mesializar mais do que 2-3 mm do molar.[198],[199]

Ancoragem intermaxilar:

Os mini-implantes são uma fonte conveniente de ancoragem, tanto na terapia de extração como na de não extração, quando são aplicadas forças intermaxilares com aparelhos elásticos ou de reposicionamento anterior de classe II. Muitos efeitos colaterais indesejáveis podem ser produzidos por esses aparelhos, incluindo abertura da mordida, proclinação excessiva e protrusão dos incisivos inferiores. Uma solução possível é a colocação de um mini-parafuso entre as raízes do primeiro e segundo molares inferiores ou do segundo pré-molar e primeiro molar.[69]

A localização entre o segundo pré-molar e o primeiro molar (o mais próximo possível do primeiro molar) é geralmente preferível, porque o parafuso tem de ser inserido perpendicularmente ao processo alveolar, o que pode ser difícil em regiões mais posteriores onde o acesso é limitado e também o espaço interradicular é mais amplo nesta região.

No tratamento de classe III, quando a arcada maxilar precisa ser avançada, um mini-implante pode ser colocado entre as raízes dos caninos inferiores e os primeiros pré-molares para fixação elástica. Se a arcada mandibular precisar ser reposicionada distalmente, o mini-implante pode ser colocado entre as raízes do primeiro e segundo molares superiores ou segundo pré-molar e primeiro molar.[51]

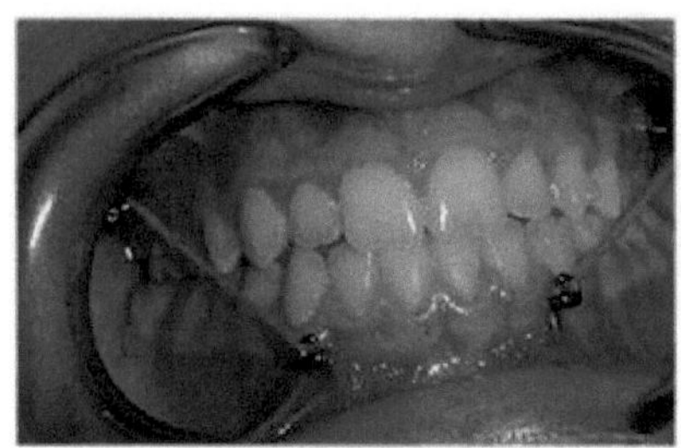

Fig.16 Ancoragem intermaxilar

Endireitamento de molares:

Os mini-implantes podem ser utilizados na verticalização dos segundos molares inferiores com ponta mesial e também na verticalização dos terceiros molares superiores.200

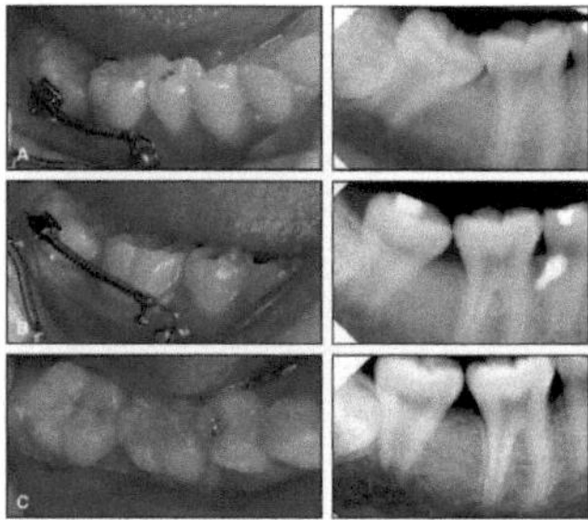

Fig. 17 Levantamento do molar

TADs E ALINHADORES CLAROS E OUTRAS TÉCNICAS

Os alinhadores transparentes tornaram-se um aparelho de eleição cada vez mais popular para o tratamento ortodôntico desde que o aparelho Invisalign® foi introduzido pela Align Technology em 1998. O sistema de alinhadores transparentes tem uma clara vantagem estética sobre outros tipos de sistemas de aparelhos ortodônticos. Na fase inicial de desenvolvimento do aparelho Invisalign, Boyd et al. demonstraram resultados clínicos de sucesso em casos ortodônticos com apinhamentos ou espaçamentos ligeiros a moderados. O sistema Invisalign demonstrou ter bons resultados clínicos em casos com má oclusão ligeira a moderadamente severa. Mais recentemente, os clínicos começaram a adotar o aparelho Invisalign em casos mais exigentes do ponto de vista biomecânico, tais como mordida aberta anterior, extração de quatro pré-molares e casos de cirurgia ortognática. Nas últimas duas décadas, o aparelho Invisalign evoluiu para oferecer um sistema de força biomecânica melhorado para movimentos dentários desafiadores. Dependendo do grau e do tipo de movimento dentário, foram adicionadas várias caraterísticas aos alinhadores Invisalign. Estas incluem attachments optimizados, power ridges, rampas de mordida de precisão e asas de precisão. Estão disponíveis vários designs de attachments optimizados para diferentes tipos de movimentação dentária e situações de ancoragem. Existem algumas indicações em que os dispositivos de ancoragem temporários (TADs) podem ajudar na movimentação dentária muito difícil juntamente com os alinhadores Invisalign.

Ancoragem máxima

A retração dos dentes anteriores maxilares e mandibulares com ancoragem máxima requer DATs quando se utiliza o sistema Invisalign. Ao contrário dos sistemas convencionais de aparelhos fixos, o sistema Invisalign não pode utilizar aparelhos extrabucais, TPA ou Nance para ancoragem; no entanto, os DATs podem fornecer a ancoragem absoluta necessária.

Controlo da mordida profunda

A correção da sobremordida severa é difícil com os aparelhos Invisalign. Uma sobremordida ligeira a moderada pode ser bem tratada com a ajuda de uma rampa de mordida lingual, mas em pacientes braquicefálicos que apresentam uma sobremordida severa, a intrusão dos incisivos pode ser conseguida utilizando DATs.

Distalização de molares mandibulares

Foi demonstrado que a distalização dos molares superiores para a correção da má oclusão de Classe II é previsível até a relação molar de Classe II terminada. A distalização dos molares superiores é geralmente realizada com elásticos de Classe II, mas a distalização dos molares inferiores pode ser muito difícil sem a ajuda de DATs.

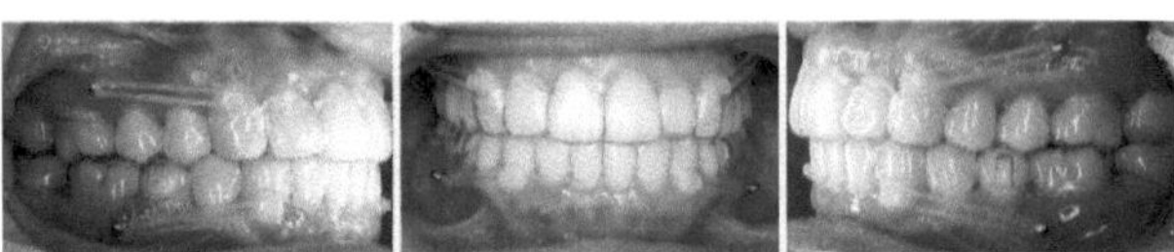
Fig. 18 DATs com alinhadores

Os elásticos de Classe I foram usados desde os DATs posteriores até aos botões colados nos caninos para máxima retração dos dentes anteriores e distalização total da arcada

Ao utilizar os DATs, os alinhadores transparentes Invisalign podem ser usados como um aparelho eficaz para tratar uma variedade de más oclusões difíceis. Os DATs podem fornecer uma ancoragem absoluta para a retração máxima dos incisivos para reduzir a protrusão bimaxilar, para intruir os incisivos em casos graves de mordida profunda e para distalizar toda a dentição mandibular em más oclusões graves de Classe III com bom controlo vertical.

IMPLICAÇÕES DOS MICROIMPLANTES NA ORTODONTIA LINGUAL

A utilização de microimplantes para a mecânica de deslizamento lingual foi efectuada por Lee J.S et al [56], relatada em 2000. Ele tratou uma mulher de 19 anos de idade com má oclusão de Classe II esquelética com mordida aberta e protrusão bialveolar.

O tratamento envolveu a extração dos primeiros pré-molares do maxilar e dos segundos pré-molares da mandíbula, seguida de uma mecânica de Classe II com um aparelho extrabucal J-hook de tração elevada. Devido à fraca cooperação do paciente, foi decidido utilizar micro implantes de ancoragem (1,2 mm de diâmetro, 10 mm de comprimento) no osso alveolar palatino entre o osso do primeiro e segundo molares superiores para a implantação de micro parafusos.

Devido à mucosa palatina espessa, deve ser utilizado um microimplante palatino mais comprido do que um microimplante vestibular. Para evitar danos na raiz, os microparafusos foram implantados numa angulação de 30-40° em relação à superfície óssea. As radiografias periapicais foram utilizadas para avaliar a relação entre o microimplante e as raízes dos dentes adjacentes.

Duas semanas após a implantação, foram colocadas molas helicoidais de níquel titânio entre os micro-parafusos e os ganchos na parte anterior do fio da arcada. Sete meses após a implantação do microparafuso, foi alcançada uma relação de caninos de Classe I. O tempo total de tratamento ativo foi de 16 meses. Foram alcançados overjet e overbite normais. O perfil foi ajudado pela retração dos dentes anteriores superiores. Concluiu-se que os microimplantes podem ser utilizados para fornecer ancoragem no tratamento ortodôntico lingual, bem como no tratamento labial.

APLICAÇÃO MECÂNICA NO TRATAMENTO ORTODÔNTICO LINGUAL

Na retração em massa do grupo anterior, os ganchos são soldados ou fixados (ganchos engastáveis) ao fio do arco de retração, e entre o parafuso e os ganchos é colocada uma corrente elástica ou uma mola helicoidal fechada. A retração em massa do grupo anterior é produzida porque a tração é realizada ao nível dos centros de resistência dentária. O movimento inicial depende da posição dos ganchos e microimplantes e, portanto, da direção das forças de retração.

Fio de laço combinado com microimplantes

Para além das vantagens dos microimplantes já existentes (ancoragem absoluta e possibilidade de retração no centro de resistência), obtém-se outra nova vantagem se os ganchos forem substituídos por anéis em "T", "K" ou "L", que é a possibilidade de retrair incorporando o torque radiculo-palatino e controlando o momento dos dentes anteriores. Com a mecânica convencional de alças, o problema aparece quando as forças de retração se tornam mais pesadas devido à diminuição do momento intrusivo. Além disso, é muito difícil conseguir uma relação correta entre a força de retração e o momento intrusivo. Mas na mecânica dos laços "K", se as forças de retração se tornarem mais pesadas, o momento de intrusão também aumenta. Desta forma, o controlo do momento intrusivo é possível aplicando a força de retração correta.

Quanto maior for a posição da ansa, mais favorável é o controlo do momento, mas a força de retração diminui. A força elástica entre o microimplante e a ansa é igual à soma da força de retração e do momento intrusivo.

1.	O ângulo entre o fio do arco e a linha entre o SAS e a alça determina a intrusão e extrusão dos dentes posteriores. Nos casos em que o ângulo é agudo na parte anterior, o vetor intrusivo é exercido para o grupo de dentes posteriores. Caso o ângulo seja agudo na parte posterior, o vetor extrusivo é exercido para o grupo de dentes posteriores.

2.   No caso de ser necessário um momento intrusivo máximo, pode ser colocada uma rolha na parte posterior de um fio para evitar que o fio do arco deslize para trás, o que faz com que as forças elásticas entre o microimplante e a ansa exerçam o momento intrusivo dos dentes anteriores.

Considerações pós-tratamento:

Após a terapia ortodôntica, os implantes podem ser utilizados como pilares para próteses dentárias. Assim, é importante discutir previamente o plano de tratamento com o dentista responsável pela restauração. Quando os implantes são utilizados para ancoragem, a angulação não é crítica. Se mais tarde forem utilizados como pilares de restauração, a angulação deve ser paralela e perpendicular ao plano oclusal para assegurar a inserção correta das futuras próteses.[171]

Uma vez que não ocorre uma osteointegração completa entre o micro implante utilizado para a ancoragem ortodôntica e o osso, a remoção do implante após a conclusão do tratamento é simples. Engatar a cabeça do parafuso com a chave e rodá-la na direção oposta à da inserção permite removê-lo facilmente sem anestesia local. O doente pode sentir um ligeiro desconforto quando o implante entra em contacto com os tecidos moles, mas isto é menos traumático do que uma picada de agulha anestésica. Nos casos raros em que o mini-implante está tão apertado que é difícil desenroscar, o simples ato de tentar desenroscar o mini-implante provoca geralmente micro-fracturas locais ou remodelação óssea suficiente para soltar o mini-implante ao fim de 3 a 7 dias. Para resolver qualquer potencial desconforto dos tecidos moles, a anestesia tópica é geralmente adequada nos casos em que os tecidos moles cresceram à volta da cabeça do implante ou sobre a cabeça quadrada.[68]

A remoção de implantes osseointegrados palatinos deve ser efectuada sob anestesia local e o procedimento varia consoante o tipo de implante utilizado. No caso dos microimplantes Orthosystem (Straumann), o procedimento minimamente invasivo de rotação controlada é a opção de remoção, em que a osseointegração é quebrada através de rotações no sentido contrário ao dos ponteiros do relógio com a catraca e o implante é depois removido com movimentos de rotação. Para a remoção de dispositivos de flange, o pilar de montagem é fixado ao implante e este é removido através de rotações no sentido dos ponteiros do relógio com um binário definido.[104]

A remoção das tábuas ósseas (SAS) requer novamente um procedimento cirúrgico sob anestesia local, imediatamente após o término do tratamento ortodôntico. Inicialmente, realiza-se uma incisão mucoperiosteal e uma dissecção subperiosteal para expor as placas de ancoragem. Embora os parafusos ósseos monocorticais tenham sido removidos com facilidade, a placa de ancoragem ainda está firmemente presa à superfície óssea, devido à fina camada de osso recém-formado que envolve a placa. Após a remoção da placa de ancoragem, o local da cirurgia é fechado e suturado.[119]

EXPANSÃO PALATAL ASSISTIDA POR MINI-IMPLANTE

Lee et al[199] trataram um paciente masculino de 20 anos com prognatismo maxilar severo. A análise cefalométrica lateral inicial mostrou uma discrepância anteroposterior severa com um ANB de -9,0°, SNA de 82,9° e SNB de 91,9°, e compensação dentária representada por U1 a SN de 117,0° e IMPA de 74,0°. A avaliação do Wits foi -
20,5 mm. O ângulo SN-MP era relativamente baixo (28,7°).

A partir da análise cefalométrica póstero-anterior (PA), a medida da largura do osso basal maxilar foi de 66,8 mm, e a largura da incisura interantegonial foi de 96,0 mm, resultando em um diferencial maxilomandibular de 29,2 mm.

Foi fabricado um expansor palatino rápido assistido por mini-implante (MARPE) com algumas modificações do RPE convencional. Foi feita uma impressão com as bandas nos primeiros pré-molares e primeiros molares, e foi construído um expansor hyrax convencional no molde. Quatro conectores rígidos de fio de aço inoxidável com ganchos helicoidais foram soldados na base do corpo do parafuso hyrax. Dois ganchos anteriores foram posicionados na região das rugas, e os outros dois ganchos posteriores foram colocados na área parassagital. Os ganchos foram ajustados para contacto passivo com os tecidos subjacentes. O MARPE foi então colocado e cimentado nos primeiros pré-molares e molares do paciente. Mini-parafusos ortodônticos (Orlus, Ortholution, Seul, Coreia) com um diâmetro de colar de 1,8 mm e um comprimento de 7 mm foram colocados no centro dos ganchos helicoidais sob anestesia local infiltrativa. Os fios foram ajustados para manter o contacto passivo com o colar dos mini-implantes. Foram prescritos anti-inflamatórios não esteróides para controlo da dor. Os parafusos hyrax foram rodados uma vez por dia a partir do dia seguinte. A separação da sutura palatina mediana foi confirmada com radiografias intra-orais e um cefalograma em PA. Os mini-parafusos foram mantidos no sítio sem qualquer alteração de posição notável durante a fase de expansão. A expansão foi terminada às 6 semanas, resultando num aumento de 8,3 mm na largura intermolar. Após a expansão ativa, o MARPE foi mantido durante 3 meses para permitir a formação óssea na sutura palatina separada. A inclinação vestibulolingual dos molares não se alterou após a expansão e o alinhamento. A inflamação transitória dos tecidos moles ao redor dos mini-implantes no palato posterior ocorreu durante a expansão, mas diminuiu após a remoção do aparelho. O eixo do segundo molar superior foi corrigido com a aplicação de correntes elásticas nos ganchos presos às bandas molares. Os aumentos transversais foram de 2,4mm na largura do osso basal maxilar e 2,5mm na largura nasal, respetivamente. Para a cirurgia ortognática, foram realizados o alinhamento e a coordenação completa da arcada. Aos 10 meses, foi realizada uma cirurgia ortognática de 2 mandíbulas, envolvendo uma osteotomia LeFort I maxilar para impactação e avanço posterior e recuo mandibular de 18,0 mm com osteotomias verticais bilaterais do ramo.

O assentamento oclusal foi efectuado com elásticos verticais. Todos os brackets e bandas foram removidos após 16 meses de tratamento. Foram colocadas contenções fixas nos dentes anteriores maxilares e mandibulares. Um retentor circunferencial maxilar também foi usado para garantir a estabilidade da arcada maxilar expandida.

Não se registaram alterações significativas nas alturas das coroas clínicas aquando da descolagem, em comparação com o estado inicial. Não se registou qualquer recessão gengival notável ou deiscência óssea nos segmentos posteriores. A oclusão posterior estável foi mantida durante 18 meses após a descolagem. A recessão gengival ou a perda de inserção não foi notável em comparação com o estado inicial 18 meses após a descolagem. Foi efectuada uma tomografia axial computorizada 12 meses após a descolagem para visualizar o estado periodontal do segmento bucal do maxilar. Uma secção axial a 3 mm da junção cemento-esmalte proximal mostrou um bom ambiente periodontal nas regiões anterior e posterior em torno das raízes.

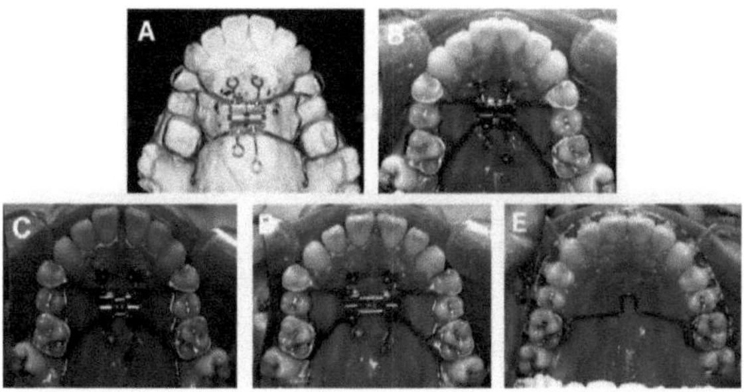

Fig. 19 Fabrico e aplicação do MARPE: A, fabrico sobre o gesso; B -D, colocação do aparelho e procedimento de expansão durante 6 semanas; E, após consolidação e alinhamento da arcada aos 10 meses.

Foi conseguida uma expansão corporal não cirúrgica adequada dos segmentos bucais maxilares. A oclusão desejável do segmento vestibular foi estabelecida. O paciente tinha um suporte periodontal sólido e estável após a expansão e a conclusão do tratamento.

COMPLICAÇÕES

Falha:

Pode ocorrer falha dos implantes mini-implantes se houver falta de estabilidade no momento da inserção devido a uma espessura inadequada do osso cortical. Se esta complicação ocorrer, deve ser escolhido um local diferente para inserir o implante mini-implante.[201]

O implante mini-implante pode perder-se ou ficar solto devido a vários factores, como a inflamação dos tecidos peri-implantares e a colocação incorrecta. Num estudo realizado por Miyawaki et al.[135], verificou-se que a instabilidade e a falha dos implantes mini-implantes de titânio colocados no osso alveolar vestibular da região posterior estavam associadas a um diâmetro de rosca do implante igual ou inferior a 1,0 mm. No mesmo estudo, também se verificou que os pacientes com ângulos elevados do plano mandibular podem não ser candidatos adequados para a colocação de mini-implantes, pois apresentam frequentemente osso cortical fino, facto que também pode levar ao insucesso do implante. Num estudo mais recente, foram colocados 45 implantes miniscrew em 25 pacientes com o objetivo de fixação intermaxilar. Os implantes mini-implantes foram avaliados quanto à estabilidade e causas de insucesso. O período médio de seguimento foi de 16 meses e a taxa de sucesso global foi de 91%. Verificou-se que o comprimento dos implantes mini-implantes está relacionado com a taxa de sucesso, sendo que quanto maior o comprimento do mini-implante, maior a taxa de sucesso. A localização do mini-implante foi considerado único fator de risco significativo para o insucesso, com os implantes mini-implantes colocados no ramo a apresentarem as taxas de insucesso mais elevadas.[201]

COMPLICAÇÕES DURANTE A INSERÇÃO

i. Traumatismo do ligamento periodontal ou da raiz dentária.

ii. Deslizamento do mini-rosca.

iii. Envolvimento de nervos.

iv. Enfisema subcutâneo aéreo.

v. Perfuração do seio nasal e maxilar.

vi.   Flexão, fratura e tensão de torção de mini-roscas.

COMPLICAÇÕES DURANTE A CARGA ORTODÔNTICA

i.   Falha de ancoragem estacionária.

ii.   Migração de mini-parafusos.

COMPLICAÇÕES DOS TECIDOS MOLES

i.   Ulceração aftosa.

ii.   Cobertura dos tecidos moles da cabeça do mini-implante e do auxiliar.

iii.   Inflamação dos tecidos moles, infeção e peri-implantite.

COMPLICAÇÕES DURANTE A REMOÇÃO

i.   Fratura do mini-parafuso.

ii.   Osteointegração parcial.

Traumatismo do ligamento periodontal ou da raiz dentária:

A colocação interradicular de mini-implantes ortodônticos corre o risco de traumatizar o ligamento periodontal ou a raiz dentária. As potenciais complicações da lesão radicular incluem a perda de vitalidade do dente, osteosclerose e anquilose dentoalveolar. O traumatismo da raiz dentária externa, sem envolvimento pulpar, muito provavelmente não influenciará o prognóstico do dente. Raízes dentárias danificadas por mini-implantes ortodônticos demonstraram completa reparação do dente e do periodonto em 12 a 18 semanas após a remoção do mini-implante. [160]

A colocação interradicular requer um planeamento radiográfico adequado, incluindo um guia cirúrgico com radiografias panorâmicas e periapicais para determinar o local mais seguro para a colocação do mini-implante. Na região vestibular do maxilar, a maior quantidade de osso interradicular encontra-se entre o segundo pré-molar e o primeiro molar, 5 a 8 mm da crista alveolar. Na região vestibular mandibular, a maior quantidade de osso interradicular encontra-se entre o segundo pré-molar e o primeiro molar, ou entre o primeiro molar e o segundo molar, a aproximadamente 11 mm da crista alveolar.

Durante a colocação inter-radicular na região posterior, existe uma tendência para o médico alterar o ângulo de inserção puxando inadvertidamente a chave de mão em direção ao seu corpo, aumentando o risco de contacto com a raiz.[160] Para evitar isto, o médico pode considerar a utilização de uma chave de dedo ou afastar ligeiramente a chave de mão do seu corpo em cada rotação. Se o mini-implante começar a aproximar-se do ligamento periodontal, o doente sentirá um aumento da sensação sob anestesia tópica. Se ocorrer contacto com a raiz, o mini-implante pode parar ou começar a exigir uma maior força de inserção. Se houver suspeita de trauma, o clínico deve desenroscar o mini-implante 2 ou 3 voltas e avaliá-lo radiograficamente.

Fabbroni et al. estudaram a incidência de danos dentários causados por parafusos transalveolares utilizados para a fixação intermaxilar temporária de mandíbulas fracturadas e concluíram que a incidência de lesões radiculares era muito baixa.[202] Poder-se-ia supor que a incidência de danos radiculares causados pela utilização de implantes mini-implantes para ancoragem ortodôntica é ainda mais baixa se se considerar o planeamento cuidadoso que tem lugar antes da inserção do implante mini-implante, ao contrário dos que são colocados numa situação de emergência.
Deslizamento do mini-rosca
O médico pode não conseguir envolver totalmente o osso cortical durante a colocação e deslizar inadvertidamente o mini-implante sob o tecido mucoso ao longo do periósteo.
As regiões de alto risco para o deslizamento do mini-implante incluem planos ósseos inclinados na mucosa alveolar, tais como o contraforte zigomático, a almofada retromolar, a prateleira cortical vestibular e a exostose vestibular maxilar, se presente. O deslizamento na almofada retromolar pode levar ao maior risco de danos iatrogénicos se o mini-implante se deslocar para a língua no espaço submandibular ou no espaço lateral da faringe, perto dos nervos lingual e do ramo alveolar inferior. Na região retromolar, deve ser seriamente considerada a exposição do retalho para visualização direta e um orifício piloto pré-perfurado, mesmo para mini-implantes auto-perfurantes. Se o tecido alveolar for fino e tenso, alguns

clínicos defendem a colocação do orifício piloto com um método transmucoso, utilizando uma broca de velocidade lenta para perfurar tanto o tecido como o osso cortical sem fazer um retalho.[160]

O deslizamento do mini-implante pode ocorrer em regiões dentoalveolares com gengiva aderida se o ângulo de inserção for demasiado acentuado. A colocação de mini-implantes a menos de 30° do plano oclusal, normalmente para evitar o contacto com a raiz no maxilar ou para obter ancoragem cortical na mandíbula, pode aumentar o risco de deslizamento. Para evitar isto, o clínico pode inicialmente encaixar o osso com o mini-implante num ângulo mais obtuso antes de reduzir o ângulo de inserção após a segunda ou terceira volta. Os mini-implantes devem encaixar no osso cortical após 1 ou 2 voltas com a chave manual. Deve ser utilizada apenas uma força mínima com a chave manual, independentemente da densidade óssea. Forças maiores aumentam o risco de deslizamento do mini-implante.

Envolvimento de nervos:

A lesão do nervo pode ocorrer durante a colocação de mini-implantes na vertente palatina maxilar, rodentoalveolo vestibular mandibular e na região retromolar. A maioria das lesões nervosas menores que não envolvem lacerações completas são transitórias, com correção total em 6 meses. Aberrações sensoriais de longa duração podem requerer farmacoterapia (corticosteroides), microneurocirurgia, enxerto ou terapia a laser[160].

A colocação de mini-implantes na vertente palatina maxilar corre o risco de lesionar o nervo palatino maior que sai do forame palatino maior. O forame palatino maior localiza-se lateralmente ao terceiro molar ou entre o segundo e o terceiro molares, e a sua localização, tamanho e forma podem variar consoante a etnia. O nervo palatino maior sai do forame e corre anteriormente, a 5 a 15 mm do bordo gengival, para oforame incisivo. Os mini-implantes inseridos na vertente palatina devem ser colocados medialmente ao nervo e mesialmente ao segundo molar. A colocação do mini-implante acima do nervo pode aumentar o risco de contacto com a raiz palatina e reduzir o controlo biomecânico.

A colocação dos mini-implantes no dentoalveolo vestibular mandibular corre o risco de lesionar o nervo alveolar inferior no canal mandibular. O canal mandibular avança numa curva em forma de S, movendo-se de vestibular para lingual e para vestibular. O nervo alveolar inferior ocupa a sua posição mais vestibular dentro do corpo da mandíbula na raiz distal do segundo molar e no ápice do segundo pré-molar, antes de sair do forame mental. Os mini-implantes inseridos perto do segundo molar inferior e do segundo pré-molar correm o maior risco de danificar acidentalmente o nervo alveolar inferior. A aparência dos tecidos moles do dentoalveolo pode ser enganadora, pelo que deve ser efectuada uma radiografia panorâmica para determinar a posição vertical do canal mandibular e a localização do forame mental. É necessária uma maior precaução em doentes adultos que possam ter uma posição mais oclusal do canal mandibular devido à reabsorção do rebordo alveolar.

A colocação de mini-implantes na almofada retromolar pode causar lesões no nervo vestibular longo e no nervo lingual. O nervo bucal longo ramifica-se a partir do tronco do nervo mandibular e cruza no alto da almofada retromolar, fornecendo a mucosa da bochecha. O nervo lingual corre imediatamente sob o pavimento da boca e fornece inervação sensorial geral aos dois terços anteriores da língua. Para evitar o envolvimento do nervo e o deslizamento, recomenda-se que os mini-implantes retromolares não tenham mais de 8 mm de comprimento e sejam colocados na região retromolar vestibular abaixo do ramo anterior.[160]

Enfisema subcutâneo aéreo:

O enfisema subcutâneo de ar é a condição em que o ar penetra na pele ou na submucosa, resultando numa distensão dos tecidos moles. O enfisema subcutâneo pode ocorrer durante procedimentos operatórios dentários de rotina se o ar da seringa de alta velocidade ou da seringa de ar-água passar por baixo dos tecidos gengivais. O principal sintoma do enfisema subcutâneo aéreo é o inchaço imediato da mucosa com ou sem crepitação (estalido). As sequelas adicionais incluem edema cervicofacial, edema orbital, otalgia, perda de audição, desconforto ligeiro, obstrução das vias respiratórias e, possivelmente, necrose alveolar interseptal e interproximal. O inchaço clinicamente visível da pele e da mucosa ocorre dentro de segundos a minutos após o ar ter penetrado no espaço submucoso e, normalmente, espalha-se para o pescoço (em 95% dos casos) ou para a área orbital (em 45% dos casos).

O clínico deve estar atento ao enfisema subcutâneo durante a colocação do mini-implante através do tecido alveolar solto das regiões retromolar, bucal posterior mandibular e zigomática maxilar. Se for necessário perfurar um ponto de aquisição ou um orifício piloto através da mucosa, o médico deve utilizar uma velocidade lenta sob baixa pressão de rotação. Se for colocado um orifício piloto ou um punção da mucosa, nunca deve ser utilizada uma seringa de ar-água. O ar da seringa pode entrar no espaço submucoso através dpequena abertura do tecido, mesmo em tecido aderente. A hemorragia e a saliva devem ser controladas com sucção, algodão e gaze, em vez de uma seringa de ar-água.[160]

Em caso de enfisema subcutâneo, o médico deve interromper imediatamente o procedimento e efetuar radiografias periapicais e panorâmicas para determinar a extensão da condição. O doente não deve ser dispensado até que o inchaço comece a regredir e possa ser excluída uma infeção. Após a alta, o doente deve ser instruído a aplicar uma ligeira pressão com um saco de gelo durante as primeiras 24 horas. O médico pode prescrever um analgésico ligeiro, um enxaguamento antibacteriano, como a clorexidina, e uma profilaxia antibiótica durante uma semana. Na maioria dos casos de enfisema subcutâneo, é adequada uma observação cuidadosa para detetar outros problemas ou infecções, e o inchaço e os sintomas geralmente desaparecem em 3 a 10 dias. Perfuração do seio nasal e maxilar.

A perfuração do seio nasal e dos seios maxilares pode ocorrer durante a colocação de mini-implantes nas regiões incisal maxilar, dentoalveolar posterior maxilar e zigomática. Uma maxila atrófica posterior é um fator de risco importante para a perfuração do seio. O assoalho do seio é mais profundo na região do primeiro molar e pode estender-se para preencher uma grande parte do processo alveolar em espaços edêntulos posteriores. A penetração da membrana Schneideriana é um fenómeno bem documentado que ocorre frequentemente quando a fina parede lateral do seio é fraturada a partir do lado vestibular. Perfurações pequenas (<2 mm) do seio maxilar cicatrizam sozinhas sem complicações.[203] e Branemark et al[204] relataram que os implantes dentários com carga imediata que perfuraram os seios nasais e maxilares não apresentaram diferenças na estabilidade do implante. Se o seio maxilar tiver sido perfurado, o pequeno diâmetro do mini-implante não justifica a sua remoção imediata. A terapia ortodôntica deve continuar, e o paciente deve ser monitorado quanto ao desenvolvimento potencial de sinusite e mucocele. Para mini-implantes colocados em regiões pneumatizadas e edêntulas da maxila, ou colocados mais acima na maxila posterior quando são desejadas forças intrusivas, o clínico deve considerar a angulação do mini-implante perpendicular à crista alveolar para evitar danos ao seio.

Flexão, fratura e tensão de torção de mini-roscas:

Os mini-implantes auto-perfurantes devem ser inseridos lentamente, com o mínimo de pressão, para assegurar o máximo contacto entre o mini-implante e o osso. Recomenda-se um ponto de aquisição ou um orifício piloto em regiões de osso cortical denso, mesmo para mini-implantes auto-perfurantes. Durante a colocação do mini-implante em osso cortical denso, o médico deve considerar a possibilidade de desrotar periodicamente o mini-implante 1 ou 2 voltas para reduzir as tensões no mini-implante e no osso. O médico deve parar de inserir o mini-implante assim que o pescoço liso do seu eixo atingir o periósteo. A inserção excessiva pode adicionar tensão de torção ao pescoço do mini-implante, levando ao afrouxamento do parafuso e ao crescimento excessivo dos tecidos moles. Depois de o mini-implante ter sido inserido, o stress de torção provocado pelo movimento da chave manual para fora da cabeça do mini-implante pode enfraquecer a estabilidade. Ao remover a chave de mão da cabeça do mini-implante, o médico deve separar cuidadosamente o cabo da chave de mão do seu eixo e, em seguida, remover cuidadosamente o eixo da cabeça do mini-implante.

COMPLICAÇÕES DURANTE A CARGA ORTODÔNTICA
Falha de ancoragem estacionária:

De acordo com a literatura, as taxas de falha de ancoragem estacionária dos mini-implantes sob carga ortodôntica variam entre 11% e 30%. Se um mini-implante se soltar, ele não recuperará a estabilidade e provavelmente precisará ser removido e substituído. A estabilidade do mini-implante ortodôntico ao longo do tratamento depende da densidade óssea, dos tecidos moles peri-implantares, do desenho do mini-implante, da técnica cirúrgica e da carga de força. [160]

O fator determinante para a ancoragem estacionária é a densidade óssea. A falha da ancoragem estacionária resulta frequentemente de uma baixa densidade óssea devido a uma espessura cortical inadequada.

A densidade óssea é classificada em 4 grupos (D1, D2, D3 e D4) com base nas unidades Hounsfield (HU) - uma unidade de atenuação de raios X utilizada na interpretação de exames de tomografia computorizada para caraterizar a densidade de uma substância. [156]

a) D1 (>1250 HU) é osso cortical denso encontrado principalmente na mandíbula anterior e na área palatina média do maxilar.
b) O D2 (850-1250 UH) é um osso cortical espesso (2 mm), poroso, com trabéculas grosseiras, encontrado principalmente na maxila anterior e na mandíbula posterior.
c) O D3 (350-850 UH) é um osso cortical fino (1 mm), poroso, com trabéculas finas que se encontram principalmente na parte posterior da

maxila, com algumas na parte posterior da mandíbula.

d) O D4 (150-350 HU) é um osso trabecular fino que se encontra
principalmente na parte posterior do maxilar e na região da tuberosidade.

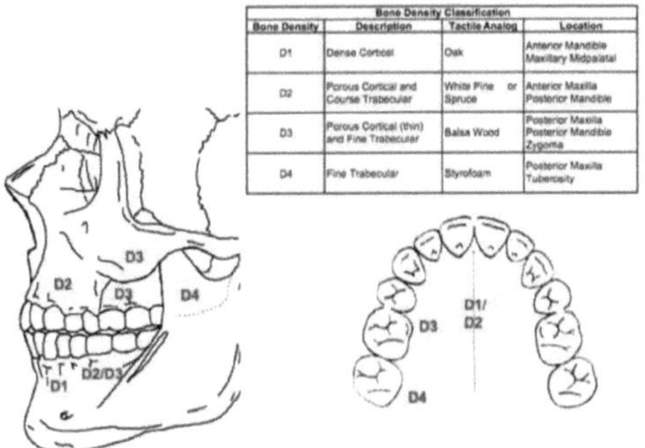

Fig.20 Áreas de acordo com a densidade óssea

Sevimay et al[205] relataram que os implantes dentários osseointegrados
colocados em osso D1 e D2 apresentaram tensões mais baixas na interface
implante-osso. O osso D1-D3 é ótimo para mini-implantes auto-perfurantes.
A colocação de mini-implantes no osso D1 e D2 pode proporcionar uma
maior ancoragem estacionária sob carga ortodôntica. A colocação de mini-
implantes no osso D4 não é recomendada devido à alta taxa de falha relatada.
Em geral, a falha na ancoragem estacionária é maior na maxila, com exceção
da região palatina média, devido ao maior número de trabéculas e à menor
densidade óssea. A perda de mini-implantes palatinos médios é
provavelmente o resultado da pressão da língua.

O tipo, a saúde e a espessura dos tecidos moles peri-implantares
podem afetar a ancoragem estacionária do mini-implante. Os mini-implantes
colocados em tecidos alveolares não queratinizados têm maiores taxas de
insucesso do que os colocados em tecidos aderentes. A mucosa alveolar
móvel e não queratinizada é facilmente irritada; a inflamação dos tecidos
moles à volta do mini-implante está diretamente associada a uma maior
mobilidade. Além disso, os mini-implantes colocados em regiões de tecido
queratinizado espesso, como a vertente palatina, têm menos probabilidade
de obter uma estabilidade óssea adequada. O tecido fino e queratinizado,
visto na região dentoalveolar ou palatina média, é ideal para a colocação do
mini-implante.[160]

A geometria do mini-implante e a técnica cirúrgica influenciam
diretamente a distribuição da tensão no osso peri-implantar. A maioria das

perdas de mini-implantes ocorre como resultado de tensão excessiva na interface osso-parafuso. Os mini-implantes auto-perfurantes podem ter maiores contactos parafuso-osso (aderência mecânica) e forças de retenção em comparação com os parafusos auto-roscantes. Heidemann et al[206] relataram um maior osso residual entre as roscas dos mini-implantes auto-perfurantes em comparação com os mini-implantes auto-roscantes. Os mini-parafusos auto-roscantes, tal como os parafusos auto-roscantes, podem ser colocados sem um orifício piloto pré-perfurado na região dentoalveolar se o osso cortical for fino. Se for utilizado um orifício piloto, quer para mini-implantes auto-perfurantes quer para auto-roscantes, o tamanho do orifício piloto não deve ser superior a 85% do diâmetro do eixo do mini-implante para uma estabilidade óptima.

Ainda não está claro qual a carga máxima de força que um mini-implante pode suportar no que respeita à ancoragem estacionária. Dalstra et al[136] relataram que os mini-implantes inseridos em osso cortical fino e trabéculas finas devem ser limitados a 50 g de força de carga imediata. Buchter et al[150] relataram que os mini-implantes colocados em osso mandibular denso permaneceram clinicamente estáveis com até 900 g de força. Muitos artigos relataram a estabilidade do mini-implante com forças de carga de 300 g ou menos. Em regiões de baixa densidade óssea, a simples colocação de um mini-implante mais longo sob uma força ortodôntica menor não garante uma ancoragem estacionária.

Migração de mini-parafusos:

Os mini-implantes ortodônticos podem permanecer clinicamente estáveis, mas não absolutamente estacionários sob carga ortodôntica. Ao contrário de um implante dentário endósseo que se osseointegra, os mini-implantes ortodônticos alcançam estabilidade principalmente através da retenção mecânica e podem ser deslocados dentro do osso. Liou et al[173] relataram que mini-implantes ortodônticos carregados com 400 g de força durante 9 meses extrudiram e inclinaram -1,0 a 1,5 mm em 7 de 16 pacientes. Para levar em conta a migração potencial, o clínico deve permitir uma distância de segurança de 2 mm entre o mini-implante e quaisquer estruturas anatómicas.

COMPLICAÇÕES DOS TECIDOS MOLES

Ulceração aftosa:

As ulcerações aftosas menores, ou aftas, podem desenvolver-se à volta da haste do mini-implante ou na mucosa bucal adjacente em contacto com a cabeça do mini-implante. As aftas são caracterizadas como úlceras ligeiramente dolorosas que afectam a mucosa não queratinizada. As ulcerações aftosas menores são normalmente causadas por traumatismos dos tecidos moles, mas podem ocorrer como resultado de predisposição genética, infeção bacteriana, alergia, desequilíbrio hormonal, desequilíbrio vitamínico e factores imunológicos e psicológicos. As ulcerações aftosas menores são autolimitadas e desaparecem em 7 a 10 dias sem deixar cicatrizes. A colocação de um pilar de cicatrização, de uma pastilha de cera ou de um separador elástico grande sobre a cabeça do mini-implante, com a utilização diária de clorexidina (0,12%, 10 ml), previne normalmente a ulceração e melhora o conforto do doente. A ocorrência de ulceração aftosa não parece ser um fator de risco direto para a estabilidade do mini-implante, mas a sua presença pode ser um aviso de uma maior inflamação dos tecidos moles.[160]

Cobertura dos tecidos moles da cabeça do mini-implante e do auxiliar:

Os mini-implantes colocados na mucosa alveolar, particularmente na mandíbula, podem ficar cobertos por tecido mole. A aglomeração e fricção do tecido alveolar solto pode levar à cobertura da cabeça do mini-implante e dos seus acessórios (ou seja, mola helicoidal, corrente elástica) no prazo de um dia após a colocação. A cobertura dos tecidos moles pode ser um fator de risco para a estabilidade do mini-implante, bem como uma preocupação clínica para o paciente, que pode pensar que o mini-implante caiu. Os acessórios do mini-implante (corrente elástica, mola helicoidal) que assentam nos tecidos ficarão provavelmente cobertos por tecido. O tecido mole que cobre o mini-implante é relativamente fino e pode ser exposto com uma ligeira pressão do dedo, normalmente sem incisão ou anestesia local. O crescimento excessivo dos tecidos moles pode ser minimizado através da colocação de uma tampa de pilar de cicatrização, uma pastilha de cera ou um separador elástico. Para além das suas propriedades antibacterianas que minimizam a inflamação dos tecidos, a clorexidina atrasa a epitelização e pode reduzir a probabilidade de crescimento excessivo dos tecidos moles. Os autores sugerem a inserção parcial com um mini-implante mais longo (10 mm) em regiões de mucosa alveolar frouxa, deixando 2 ou 3 fios da haste expostos para minimizar a possibilidade de cobertura de tecido mole.

Inflamação dos tecidos moles, infeção e peri-implantite:

Pode ocorrer inflamação e infeção dos tecidos à volta do local do implante, embora a infeção não seja geralmente um problema. É fundamental uma higiene oral meticulosa e a utilização de bochechos com clorexidina a 0,2% ou fio dentário embebido em clorexidina a 2% pode ser utilizada para evitar e controlar qualquer inflamação ou infeção que possa ocorrer. No caso de o doente apresentar purulência, palidez ou inflamação, está indicado o tratamento com um antibiótico adequado. Um fator importante para ajudar a evitar a inflamação dos tecidos é a determinação do melhor local para a inserção do implante mini-rosca. Aconselha-se que os implantes mini-rosca sejam inseridos na gengiva queratinizada sempre que possível e que o tecido muscular e o frénulo sejam evitados. A hipertrofia da mucosa que cobre o implante pode ocorrer como complicação da colocação do mesmo em gengiva não queratinizada. Nesses casos, recomenda-se a colocação de um pilar de cicatrização no momento da inserção, ou o clínico pode permitir que a mucosa cubra o implante mini-implante, com apenas um fio ou um acessório passando através da mucosa.[160]

O tecido peri-implantar saudável desempenha um papel importante como barreira biológica às bactérias. A inflamação dos tecidos, a infeção ligeira e a peri-implantite podem ocorrer após a colocação do mini-implante. A inflamação dos tecidos moles peri-implantares tem sido associada a um aumento de 30% na taxa de insucesso. A peri-implantite é a inflamação da mucosa circundante do implante com perda de suporte ósseo clinicamente e radiograficamente evidente, hemorragia à sondagem, supuração, infiltrações epiteliais e mobilidade pro-gressiva. O médico deve ser alertado para a irritação dos tecidos moles se estes começarem a torcer-se à volta do eixo do mini-implante durante a colocação. Alguns clínicos defendem um período de cicatrização dos tecidos moles de 2 semanas para os mini-implantes colocados na mucosa alveolar antes da carga ortodôntica.

COMPLICAÇÕES DURANTE A REMOÇÃO

Fratura do mini-parafuso:

A cabeça do mini-parafuso pode fraturar do colo da haste durante a remoção. Os autores recomendam um diâmetro mínimo de 1,6 mm para mini-parafusos auto-perfurantes d8 mm ou mais colocados em osso cortical denso. A técnica de colocação adequada pode minimizar o risco de fratura do mini-implante durante a sua remoção. Se o mini-implante fraturar ao nível do osso, a haste poderá ter de ser removida com uma trefina.

Osteointegração parcial:

Embora os mini-implantes ortodônticos consigam uma ancoragem estacionária principalmente através da retenção mecânica, podem atingir uma osseointegração parcial após 3 semanas, aumentando a dificuldade da sua remoção.[160] O mini-implante pode ser removido sem complicações alguns dias após a primeira tentativa de remoção. Ingestão do mini-implante :

Byung-Ho Choi et al[207] (AJO 2007), em seu estudo, avaliaram 10 cães que ingeriram, cada um, 1 parafuso e 1 alargador. Todos os parafusos foram eliminados espontaneamente em 1 dia, sugerindo que a evacuação espontânea geralmente ocorre na ingestão de parafusos de ancoragem ortodôntica. Os pacientes que ingerem esses parafusos devem ser cuidadosamente observados antes de se recorrer à remoção cirúrgica precoce dos parafusos. Oito dos 10 alargadores ingeridos passaram até o quarto dia, mas 2 ficaram alojados. Os pacientes que ingerem alargadores devem ser cuidadosamente observados para determinar se a remoção cirúrgica é necessária.

INDICAÇÕES: [171]

No tratamento ortodôntico, o controlo da ancoragem é essencial para o sucesso. Os implantes dentários, devido à sua estabilidade no osso, podem servir de ancoragem firme. Têm sido aplicados nas seguintes situações.

1) Intrusão/extrusão de dentes

a) Intrusão dos dentes posteriores para tratar uma mordida aberta anterior.

b) Intrusão de molares superiores sobre-erupcionados.

c) Intrusão dos dentes anteriores maxilares em pacientes com excesso vertical da maxila ou exposição gengival excessiva.

d) Extrusão de dentes impactados.

2) Fechar espaços desdentados para que não sejam necessárias próteses

a) Os locais de extração de molares unilaterais ou bilaterais fecham por translação dos dentes adjacentes para o corpo sem inclinação.

b)   Uma área edêntula devido a agenesia de pré-molares na qual a mesialização de molares é indicada sem carregar os dentes anteriores para ancoragem.

3) Reposicionar dentes mal posicionados.

Os implantes proporcionam uma ancoragem absoluta para restabelecer as posições anteroposterior (verticalização) e mediolateral adequadas para o pilar do molar mal posicionado como uma correção pré-protética.

4) Tratar o edentulismo parcial.

Os implantes são particularmente úteis quando faltam muitos dentes posteriores e os dentes têm de ser movidos numa só direção.

5) Casos de má oclusão vertical.

A mecanoterapia com mini-implantes é especialmente útil em pacientes com ângulos de plano mandibular elevados ou pacientes com tendência de crescimento rotacional no sentido dos ponteiros do relógio. O potencial problema pode ser gerido através da incorporação da ancoragem de mini-implantes para controlar a tendência para a abertura da mordida e/ou rotação mandibular no sentido dos ponteiros do relógio.

6) Corrigir a má oclusão indesejável.

a) A má oclusão de classe I com casos de apinhamento ligeiro a moderado é tratada sem extração através da distalização em grupo dos dentes. (retração em massa)
b) No tratamento de casos de retração de ancoragem máxima (casos de extração de pré-molares)
c) Distalização dos molares superiores na correção de más oclusões de classe II sem efeitos secundários deletérios.
d) Correção da mordida cruzada anterior de classe III através da retração de toda a arcada mandibular.
e) No tratamento ortodôntico de pacientes periodontalmente comprometidos. (periodontite controlada)

f) Correção dos planos oclusais inclinados, evitando assim a cirurgia ortognática.

g) Alinhamento das linhas médias dentárias.

7) Reforçar a ancoragem.

Os implantes palatinos foram desenvolvidos para reforçar a ancoragem. Um sistema de ancoragem de implantes ortodônticos endósseos foi colocado na área palatina anterior e ligado aos dentes posteriores em pacientes com má oclusão de classe II, onde é necessária a extração de pré-molares e a retração dos dentes anteriores.

8) Estabilização para dentes, com suporte ósseo reduzido. Os implantes permitem a fixação de fios ou outros dispositivos para estabilizar a posição de dentes periodontalmente enfraquecidos.

9) Proporcionar uma fixação ortopédica.

Os implantes palatais podem ser utilizados para provocar a expansão do palato. Isto aplica-se a pacientes parcialmente edêntulos ou a crianças com doenças congénitas que resultam em defeitos de desenvolvimento facial ou na falta de dentes. Os implantes em anomalias congénitas podem promover a terapia ortodôntica e ortopédica e acelerar o movimento do maxilar através da distração sutural.

CONTRA-INDICAÇÕES:

1) Dentição mista em que o desenvolvimento dos dentes permanentes irá interferir com a colocação dos mini-implantes (a US Food and Drug Administration aprovou os mini-implantes ortodônticos apenas para adultos e adolescentes com 12 ou mais anos de idade).

2) Região palatina média do paciente em crescimento, onde os microimplantes podem restringir o crescimento horizontal da maxila.

3) Em doentes com alterações sistémicas no metabolismo ósseo devido a doença, medicação ou tabagismo intenso.

Avanços recentes

Microimplante bicortical:

Jian-chao Wu et al[208], em 2007, descreveram um microimplante bicortical com 2 cabeças de ancoragem. Utilizaram-no para o movimento mesial do dente posterior no cão beagle. Como o microimplante fornece apenas 1 unidade de ancoragem para a ancoragem ortodôntica unilateral, é necessário o controlo da rotação do dente, o que aumenta a força de fricção e prolonga o tempo total de tratamento. Além disso, em pacientes com grandes espaços a serem fechados, o braço de alavanca anti-rotação não funciona bem devido à distorção causada pelas forças oclusais. Um sistema de força ortodôntica bilateral aplicado ao centro de resistência do molar ativo é preferível à força unilateral no deslocamento mesiodistal dos dentes.

Teoricamente, para obter uma força bilateral óptima aplicada ao centro de resistência do molar ativo da mandíbula, podemos colocar 2 microimplantes, 1 no lado vestibular e outro no lado lingual, mas é difícil colocar o lingual no local correto devido à limitação da anatomia da cavidade oral. Assim, Jian-chao Wu concebeu um novo microimplante bicortical com 2 unidades de ancoragem para aplicar forças bilaterais. Os microimplantes tinham 12 a 14 mm de comprimento com um diâmetro de 1,15 mm, numa forma cilíndrica com uma ranhura em cada cabeça. A deslocação mesial dos dentes posteriores sem rotação em cães beagle foi conseguida através de força ortodôntica bilateral. Assim, sugeriram que microimplantes bicorticais com 2 unidades de ancoragem podem funcionar como âncoras para o movimento mesial de dentes posteriores.

Parafusos reabsorvíveis para ancoragem ortodôntica:[209]

Se o implante aloplástico for utilizado apenas para fins de ancoragem, terá de ser removido numa operação secundária, no final do tratamento ortodôntico. A solução ideal seria, portanto, um implante posicionado de forma estável, que pudesse assumir uma função de ancoragem estacionária durante um período de tempo adequado, mas que pudesse depois ser facilmente removido ou, de preferência, reabsorvido pelos tecidos.

Os riscos associados aos dispositivos de microfixação metálicos utilizados na cirurgia craniofacial pediátrica e a necessidade de uma operação de remoção subsequente deram origem ao desenvolvimento de dispositivos de mini-osteossíntese biodegradáveis. Os dispositivos feitos de ácido poliláctico (PLA) e ácido poliglicólico (PGA) e respectivos copolímeros têm sido utilizados na fixação interna de fracturas e osteotomias em cirurgia ortopédica desde a década de 1980.

A biocompatibilidade óbvia de certos materiais reabsorvíveis e a necessidade de métodos alternativos à fixação metálica levaram a uma rápida mudança para a fixação biodegradável em osteossínteses sem carga no neurocrânio infantil após 1995.

Os parafusos absorvíveis são feitos de um copolímero reabsorvível, um derivado de poliéster dos ácidos L-lático e glicólico. O copolímero de ácido L-lático/poliglicólico degrada-se e reabsorve-se in vivo por hidrólise em ácidos L-lático e glicólico, que são depois metabolizados pelo organismo. O material não é tóxico, não é irritante e é 100% amorfo, metabolizando-se em dióxido de carbono e água. As potenciais vantagens dos implantes bio-reabsorvíveis incluem uma menor proteção do osso contra o stress que seria de esperar com implantes metálicos, uma menor interferência com as modernas técnicas de imagiologia e a eliminação da necessidade de operações subsequentes para remover o implante.

Problemas comuns associados aos dispositivos metálicos:

a) No crânio em crescimento há restrição do crescimento e translocação passiva de implantes metálicos (transposição de dispositivos).

b) Deformidade estética distinta,

c) Palpabilidade ou deiscência da ferida, especialmente se colocada sob um couro cabeludo cicatrizado e apertado,

d) Podem surgir reacções alérgicas.

e)   Interferir com investigações radiológicas ou outros métodos como a ressonância magnética. Bioquímica do ácido poliláctico e do ácido poliglicólico

O ácido poliláctico (PLA) e o ácido poliglicólico (PGA) são derivados de diésteres cíclicos dos ácidos glicólico e lático, a partir dos quais foram produzidos por polimerização de abertura de anel, resultando em derivados poli-alfa-hidroxi dos ácidos originais. O ácido poliglicólico é um polímero cristalino duro, acastanhado, que funde a cerca de 224-228 °C, com uma temperatura de transição vítrea de 36 °C. Não possui um grupo metilo, o que o torna hidrofílico e, por conseguinte, mais suscetível à hidrólise e a uma degradação mais rápida do que o polilactido. O produto comercial mais antigo e mais conhecido feito de PGA é o Dexon. Os materiais bioabsorvíveis sofrem geralmente um processo de degradação em duas fases no organismo.

i. Na primeira fase, principalmente física, as moléculas de água hidrolisam as ligações químicas do polímero e cortam as cadeias longas do polímero em cadeias curtas. Durante este processo de despolimerização, o peso molecular global e a resistência do polímero reduzem-se e o polímero fragmenta-se.

ii. A segunda fase envolve a fagocitose dos fragmentos pelos macrófagos, e a massa de polímero desaparece rapidamente.

iii. O PGA é convertido hidroliticamente em ácido glicólico e o PLA em ácido lático, que são posteriormente metabolizados no ciclo do ácido cítrico em dióxido de carbono e água, sendo os produtos finais excretados através da respiração ou da urina O PGA hidrofílico, embora altamente cristalino, é absorvido muito rapidamente pelo organismo, perdendo praticamente toda a força em 6 semanas 20 e toda a massa em cerca de 3 a 12 meses.

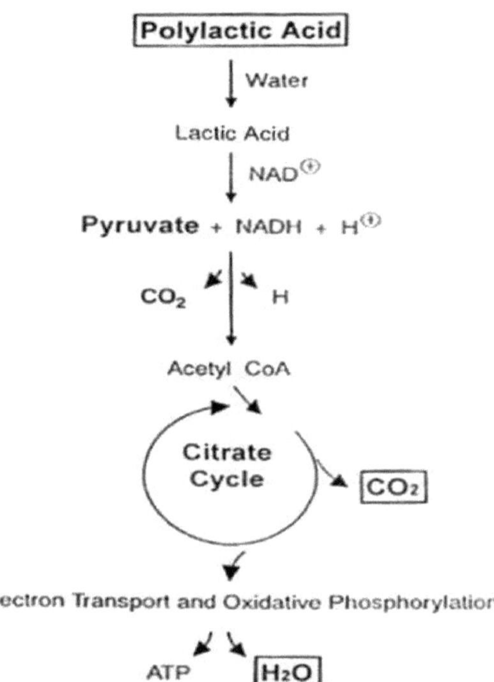

Fig.21 Degradação do ácido poliláctico no corpo

O ácido poliláctico é um polímero semi-cristalino de cor pálida, com uma temperatura de transição vítrea de 57° C e um ponto de fusão de 174-184° C. A molécula assimétrica de ácido lático tem duas formas estereoisoméricas, L e D-lactídeo. No corpo humano, o isómero L existe no metabolismo dos hidratos de carbono e o isómero D encontra-se no leite ácido. Se o polímero for constituído apenas pelo isómero L, é designado por ácido poli-L-lático, PLLA, que tem sido utilizado mais frequentemente em implantes ortopédicos. A fragilidade dos materiais foi o principal fator limitante no fabrico de mini-implantes na década de 1980.

Bergsma [218], em 1993, afirmou que os implantes de PLLA cristalino são volumosos e provocam reacções de corpo estranho, o que lança uma sombra sobre todos os implantes biodegradáveis. Matsusue[219, 220, 221], em 1995, verificou que os restos de implantes de ácido poliláctico (PLA) puro foram identificados até oito anos após a implantação, o que levanta a questão de saber se o PLA é demasiado "bioestável" para ser utilizado como material biorreabsorvível. A técnica de auto-reforço foi inventada por Rokkanen[209], em 1996, e por Tormala[210], em 1992, o que permite o fabrico de implantes ortopédicos extremamente fortes e também de mini-implantes finos mas fortes.

Biocompatibilidade:

Cortado à direita[211] em 1971 A excelente biocompatibilidade e a lenta biodegradação do PLA foram documentadas desde as primeiras experiências: não foram registadas infiltrações de células inflamatórias e as reacções de corpos estranhos limitaram-se à volta do material implantado.

Miller[212] em 1977 Os copolímeros de PLA e PGA (PLGA) oferecem a possibilidade de alterar a taxa de degradação e as propriedades mecânicas dos implantes através da alteração do rácio PLA-PGA, o que oferece a possibilidade de desenvolver dispositivos de fixação óssea e de ancoragem de tecidos moles específicos para cada local.

Foi registada uma absorção completa do PLGA 75/25 em 220 dias, do PLGA 50/50 em 180 dias e do PLGA 82/18 em 180-450 dias.

Richard et al[213] 2001 avaliaram a potencial eficácia da fixação de placas e parafusos reabsorvíveis para a estabilização esquelética de osteotomias maxilares e mandibulares efectuadas simultaneamente em 20 casos clínicos.

Procedimento de aplicação das placas - Os orifícios dos parafusos necessitam de ser perfurados após a realização de um orifício piloto inicial, e as placas devem ser adaptadas aos contornos ósseos do maxilar cortado, quer através de dobragem digital, quer com a utilização de um pacote de calor ativado por água para uma adaptação mais exacta.

Sugeriram que esta forma de fixação óssea é uma alternativa viável às técnicas de fixação metálica padrão para certas deformidades maxilomandibulares em que não são efectuados movimentos ósseos excessivos.

Aoki[214], em 2005, em seu estudo, investigou a possibilidade de utilização de um implante bioabsorvível como ancoragem ortodôntica. O implante investigado nesse estudo foi um mini-implante de 2,0mm x 8,0mm, feito de ácido poli-L-lático (PLLA; peso molecular: 200.000), um material bioabsorvível de ligação óssea. Os implantes foram colocados nas mandíbulas de oito cães beagle machos. Após a implantação, a tração foi imediatamente aplicada ao terceiro pré-molar (P3) utilizando o implante como ancoragem. Após a conclusão de cada período de estudo (três e seis meses) após a instalação, foram efectuados testes de tração, exame histológico e medição do peso molecular. Os autores[214] constataram que o implante bioabsorvível avaliado apresentava biocompatibilidade e resistência favoráveis, demonstrando um potencial promissor para utilização no tratamento ortodôntico.

Seleção dos doentes e cuidados domiciliários:

Os mini-implantes ortodônticos são aprovados pela US Food and Drug Administration para adultos e adolescentes (a partir dos 12 anos). Os pacientes com mais de 12 anos que ainda não tenham completado o crescimento esquelético (como demonstrado por uma radiografia de punho) devem ter mini-implantes palatinos colocados longe da sutura da linha média na região paramediana. Os mini-implantes são contra-indicados em fumadores inveterados e em doentes com perturbações do metabolismo ósseo. Uma higiene oral óptima é imperativa para minimizar as complicações dos mini-implantes. A clorexidina (0,12%, 10 ml) deve ser utilizada, no mínimo, duas vezes por dia e, de preferência, após cada refeição. A natureza catiónica da clorexidina permite a sua sustantividade, ou seja, a sua aderência persistente ao esmalte e aos tecidos moles, proporcionando um efeito bacteriocida e bacteriostático prolongado. No entanto, esta sustentação mancha o esmalte, levando frequentemente os doentes a quererem escovar imediatamente após o enxaguamento. O clínico deve desaconselhar vivamente o doente por duas razões: o contacto da superfície da escova de dentes pode remover o revestimento de clorexidina e os agentes aniónicos da pasta de dentes podem reduzir rapidamente a atividade do enxaguamento catiónico.[215] Defendemos o enxaguamento com clorexidina e a espera de 30 minutos antes da escovagem com flúor. Além disso, o doente pode ser ensinado a utilizar um palito de plástico para pressionar o tecido mole ou a levantar periodicamente os mini-implantes do tecido.

Percepções dos pacientes em relação ao microimplante como ancoragem em ortodontia.

Lee et al[216] , em 2008, realizaram um estudo para determinar as expectativas, a aceitação e a experiência de dor dos pacientes com a cirurgia de microimplantes, em comparação com outros procedimentos ortodônticos. Setenta e oito microimplantes foram colocados em 37 pacientes como uma unidade de ancoragem para o tratamento ortodôntico. Foi pedido aos pacientes que classificassem a dor antecipada e a dor sentida com vários procedimentos ortodônticos (extração dentária, inserção de separadores, alinhamento dentário inicial e cirurgia de microimplantes) numa escala visual analógica (EVA) durante um período de 7 dias. Um mês após a inserção dos microimplantes, foi pedido aos pacientes que avaliassem a sua aceitação do procedimento através de um questionário estruturado.

Os autores[216] descobriram que, ao contrário de outros procedimentos ortodônticos, os pacientes esperavam sentir um nível de dor significativamente maior com a cirurgia de microimplantes do que experimentaram ($P <.001$). A dor pós-operatória experimentada diminuiu continuamente do dia 1 ao dia 7 para todos os procedimentos ortodônticos ($P < 0,05$). A área total sob a curva (AUC) da dor sentida durante o período de 7 dias foi significativamente maior para o alinhamento dentário inicial do que para a cirurgia de microimplantes ($P < .05$). A maioria dos pacientes ficou satisfeita com a cirurgia de microimplantes (76%) e recomendá-la-ia a um amigo ou familiar (78%). Os pacientes tenderam a sobrestimar a dor prevista com a cirurgia de microimplantes. Os doentes aceitaram a cirurgia e recomendaram-na a outros.

Cornelis[217], em 2008, determinou as percepções dos pacientes e dos profissionais sobre o uso de miniplacas durante o tratamento ortodôntico. Os autores encontraram uma taxa de sucesso de 92,5%. Os dispositivos foram bem tolerados pelos pacientes. Após um ano, 72% dos pacientes relataram que não se importavam em ter o implante, e 82% disseram que a experiência cirúrgica foi melhor do que o esperado, com pouca ou nenhuma dor. Os problemas mais frequentes foram o inchaço pós-cirúrgico, com uma duração média de 5 dias, e a irritação da bochecha sentida inicialmente por mais de um terço dos doentes, mas que diminuiu com o tempo. Os clínicos referiram que estes dispositivos eram fáceis de utilizar e simplificavam muito o tratamento ortodôntico.

CONCLUSÃO

Os implantes ajudam o ortodontista a ultrapassar o desafio do movimento recíproco indesejado dos dentes. A ancoragem ortodôntica esquelética evita a necessidade de uma significativa colaboração do paciente, particularmente no que respeita aos aparelhos extra-orais, o que permite resultados de tratamento mais previsíveis. Isto também permite uma diminuição global do número de casos de cirurgia ortognática. Uma vez que a ancoragem ortodôntica Skeletal é rigidamente fixada ao osso, os molares podem ser movidos em qualquer direção sem sobrecarregar a ancoragem e o plano oclusal pode ser controlado pelo ortodontista, sem necessidade de cirurgia. A ancoragem ortodôntica Skeletal é uma biomecânica bastante eficaz para pacientes adultos, casos de retratamento e pacientes com problemas ortodônticos complexos.

O tratamento ortodôntico contemporâneo requer um tempo de tratamento curto e uma cooperação mínima do paciente, oferecendo ao mesmo tempo a máxima eficiência do tratamento. Os meios convencionais de alcançar a ancoragem ortodôntica têm uma série de deficiências, como a perda de ancoragem, o aparelho de ancoragem incómodo e a extensa colaboração do doente. Para ultrapassar, em certa medida, estas deficiências, foram recentemente introduzidos microimplantes (mini-implantes) como ancoragem ortodôntica esquelética.

Embora seja necessária mais investigação sobre muitos aspectos da aplicação de mini-implantes, a literatura atual disponível demonstra claramente a versatilidade e as vantagens técnicas do sistema de ancoragem ortodôntico esquelético. O tratamento ortodôntico utilizando esse sistema de ancoragem com mini-implantes não é apenas mais efetivo, mas oferece uma variedade de alternativas de tratamento em casos desafiadores onde a mecânica tradicional não pode ser utilizada.

As vantagens dos mini-implantes em relação à ancoragem ortodôntica convencional são a utilização óptima das forças de tração, a colocação de parafusos na maioria dos locais intra-orais, o curto tempo de tratamento sem necessidade de preparar a ancoragem dentária, o conforto do doente e o baixo custo. Naturalmente, existem potenciais complicações comuns a todos os procedimentos de implantes, como danos nas estruturas anatómicas, perda ou quebra do mini-implante e inflamação à volta do implante, que podem ser eficazmente evitadas através da colocação correta do implante pelo médico e da manutenção de uma boa higiene oral pelo doente.

REFERÊNCIAS

1. Daskalogiannakis J. Glossário de termos ortodônticos. Leipzig: Quintessence Publishing Co; 2000. In: Jason BC. Dispositivos de Ancoragem Temporária em Ortodontia: Uma Mudança de Paradigma. Semin Orthod. 2005; 11(1): 3-9.

2. Angle EH. O que há de melhor e mais recente em mecanismos ortodônticos. Dental Cosmos. 1929; 71: 260-70.

3. Jason BC. Dispositivos de Ancoragem Temporária em Ortodontia: Uma Mudança de Paradigma. Semin Orthod. 2005; 11(1): 3-9.

4. Proffit WR. Contemporary orthodontics. 3ª ed. St. Louis: Mosby; 2000. 382-87.

5. Gainsforth BL, Higley LB. Um estudo das possibilidades de ancoragem ortodôntica no osso basal. Am J Orthod Oral Surg. 1945; 31(8): 406-17.

6. Weinstein S, Haak DC, Morris LY, Snyder BB, Attaway HE. Sobre a teoria do equilíbrio da posição dentária. Angle Orthod. 1963; 33(1): 1-26.

7. Pilon JJ, Kuijpers-Jatman AM, Maltha JC. Magnitude das forças ortodônticas e taxa de movimentação dentária corporal. Um estudo experimental. Am J Orthod Dentofac Orthop. 1996; 110(1): 16-23.

8. Roberts WE, Helm FR, Marshall KJ, Gongloff RK. Implantes endósseos rígidos para ancoragem ortodôntica e ortopédica. Angle Orthod. 1989; 59(4): 247-56.

9. Bobak V, Christiansen RL, Hollister SJ, Kohn DH. Respostas molares relacionadas com o stress ao arco transpalatino: Uma análise de elementos finitos. Am J Orthod Dentofac Orthop. 1997; 112(5): 512-18.

10. Kyung HM, Park HS, Bae SM, Sung JH, e Kim IB. Desenvolvimento

de micro-implantes ortodônticos para ancoragem intra-oral. J Clin Orthod. 2003; 37(6): 321-28.

11. Chen F, Terada K e Handa K. Efeito de ancoragem de implantes osseointegrados palatinos de várias formas: um estudo de elementos finitos. Angle Orthod. 2005; 75(3): 378-85.

12. Egolf RJ, BeGole EA, Upshaw HS. Factores associados à adesão do paciente ortodôntico ao uso de elásticos intra-orais e aparelhos extrabucais. Am J Orthod Dentofacial Orthop. 1990; 97(4): 336-48.

13. Weinberger BW: A história da ortodontia - parte 6. Int J Orthodont.1916; 2: 103-117. In: Jason B. cope: Dispositivos de Ancoragem Temporária em Ortodontia: Uma mudança de paradigma. Semin Orthod. 2005; 11(1): 3-9.

14. Weinberger BW: Ortodontia: An Historical Review of Its Origin and Evolution. St Louis: CV Mosby Co; 1926. Em: Jason B. cope: Dispositivos de Ancoragem Temporária em Ortodontia: Uma Mudança de Paradigma. Semin Orthod.2005; 11(1): 3-9.

15. Ottofy L. Standard Dental Dictionary. Chicago: Laird and Lee, Inc; 1923. In: Jason B. cope: Dispositivos de Ancoragem Temporária em Ortodontia: Uma Mudança de Paradigma. Semin Orthod.2005; 11(1): 3-9.

16. Moyers RE. Sistemas de Força e Respostas dos Tecidos às Forças em Ortodontia: Hand Book of Orthodontics. 4ª Edição. Chicago: Year Book Medical Publishers Inc; 1973.

17. Gianelly A, Goldman H: Biologic Basis of Orthodontics (Bases Biológicas da Ortodontia). Philadelphia: Lea and Febiger; 1971.

18. Marcotte M. Biomechanics in Orthodontics (Biomecânica em Ortodontia). Toronto: BD Decker; 1990.

19. Burstone CJ. Encerramento de espaços em massa. In: Burstone CJ. Mecânica moderna de bordas e a técnica de arco segmentado.

Glendore: Ornico Corp; 1995: 50-60.

20. Tweed C: Clinical Orthodontics. St Louis: CV Mosby Co; 1966.

21. Branemark PI, Breine U, Adell R, et al. Ancoragem intra-óssea de próteses dentárias: I. Estudos experimentais. Scand J Plast Reconstr Surg. 1969; 3(2): 81-100.

22. Branemark PI: Osseointegração e seus antecedentes experimentais. J Prosthet Dent. 1983; 50(3): 399-410.

23. Greenfield EJ. Mounting for Artificial Teeth (Montagem de dentes artificiais). Wichita: Kansas; 1909: 1-3.

24. Strock AE. Trabalho experimental sobre um método para a substituição de dentes em falta através da implantação direta de um suporte metálico no alvéolo. Am J Orthod Dentofacial Orthop. 1939; 25(5): 467-472.

25. Venable S, Stuck W. A Fixação Interna de Fracturas. Uma revisão histórica da sua origem e evolução. Springfield, IL: Charles C. Thomas; 1947.

26. Linkow LI. O implante de lâmina endóssea e seu uso em ortodontia. Int J Orthod. 1969; 7(4): 149-154.

27. Kokich VG. Gerenciando problemas ortodônticos complexos: o uso de im - plantas para ancoragem. Semin Orthod. 1996; 2(2): 153-160.

28. Smalley WM. Implantes para movimentação dentária: determinação da localização e orientação do implante. J Esthet Dent. 1995; 7(2): 62-72.

29. Smalley WM, Blanco A. Implantes para movimentação dentária: uma técnica de fabrico e colocação de restaurações provisórias. J Esthet Dent. 1995; 7(4): 150-154.

30. Hamilton F. A Practical Treatise on Fractures and Dislocations (Tratado prático sobre fracturas e luxações). Philadelphia: Blanchard and Lea; 1860.

31. Adams WM. Fixação interna com fios das fracturas faciais. American Journal of Orthodontics and Oral Surgery. 1943 Feb 28;29(2):B111-30.

32. Gilmer T. Um caso de fratura do maxilar inferior com observações sobre o tratamento. Plast Recons Surg. 1969; 43(3): 304-5.

33. Christiansen G. Operação aberta e inserção de placa de tântalo para fratura da mandíbula. J Oral Surg. 1945; 3: 194-204.

34. Luhr H. Zur stabilen osteosynthese bei unterkieferfrakturen. Dtsch Zahnarztl Z 23: 754-759, 1968. In: Jason BC: Dispositivos de Ancoragem Temporária em Ortodontia: Uma Mudança de Paradigma. Semin Orthod.2005; 11(1): 3-9.

35. BronsR, BoeringG. Fracturas do corpo mandibular tratadas por fixação interna estável: um relatório preliminar. J Oral Maxillofac Surg. 1970; 28(6): 407- 415.

36. Michelet F, Deymes J, Dessus B. Osteossíntese com placas aparafusadas miniaturizadas em cirurgia maxilofacial. J Oral Maxillofac Surg. 1973; 1(2): 79-84.

37. Jeter T, Van SJ, Dolwick M. Fixação interna rígida de osteotomias do ramo. J Oral Maxillofac Surg. 1984; 42: 270-272.

38. Creekmore TD, Eklund MK. A possibilidade de ancoragem esquelética. J Clin Orthod. 1983; 17(4): 266-9.

39. Guyman GW, Kokich VG, Oswald RJ. Dentes anquilosados como pilares para expansão palatina em macacos rhesus. Am J Orthod Dentofacial Orthop. 1980; 77(5): 486-99.

40. Kokich VG, Shapiro PA, Oswald R, Koskinen ML, Clarren SK. Dentes anquilosados como pilares para protracção maxilar: Um relato de caso. Am J Orthod Dentofacial Orthop. 1985; 88(4): 303-307.

41. Roberts WE, Nelson CL, Goodcare CJ. Ancoragem de implantes rígidos para fechar um local de extração de um primeiro molar inferior.

J Clin Orthod. 1994; 28(12): 693-703.

42. Southard TE, Buckley MJ, Spivey JD, Krizan KE, Casko JS. Potencial de ancoragem por intrusão de dentes versus implantes endósseos rígidos: Uma avaliação clínica e radiográfica. Am J Orthod Dentofacial Orthop. 1995; 107(2): 115-20.

43. Cheng SJ, Tseng IY, Lee JJ, Kok SH. Um estudo prospetivo dos factores de risco associados à falha de mini-implantes utilizados para ancoragem ortodôntica. Int J Oral Maxillofac Implants. 2004; 19(1): 100-06.

44. Block MS, Hoffman DR. Um novo dispositivo para ancoragem absoluta em ortodontia. Am J Orthod Dentofacial Orthop. 1995; 107(3): 251- 258.

45. Wehrbein H, Glatzmaier J, Mundwiller U, Diedrich P. O Orthosystem - Um novo sistema de implantes para ancoragem ortodôntica no palato. J Orofac Orthop. 1996 Jun;57(3):142-53.

46. Jurgen Glatzmaier, Heinrich Wehrbein e Peter Oiedrich. Implantes biodegradáveis para ancoragem ortodôntica. Um estudo biomecânico preliminar. Eur J Orthod. 1996; 18(5): 465-469.

47. Kanomi R. Mini-implante para ancoragem ortodôntica. J clin orthod. 1997; 31(11): 763-767.

48. Melsen B, Petersen JK, Costa A. Ligaduras Zygoma: uma forma alternativa de ancoragem maxilar. J Clin Orthod. 1998; 32(3): 154-8.

49. Costa A, Raffaini M, Melsen B. Mini-implantes como ancoragem ortodôntica: Um relatório preliminar. Int J Adult Orthod Orthognath Surg. 1998; 13(3): 201-209.

50. Umemori M.; Sugawara J.; Nagasaka H.; Kawamura H. Skeletal anchorage system for open-bite correction. Am Jorthod dentofacial orthop. 1999; 115(2): 166-174.

51. Byloff FK, Karcher H, Clar E, Stoff F. Um implante para eliminar a

perda de ancoragem durante a distalização de molares: Um relato de caso envolvendo o pêndulo suportado por implante de Graz. Int J Adult Orthodon Orthognath Surg. 2000; 15(2): 129-37.

52. De Clerck H, Geerinckx V, Siciliano S. O sistema de ancoragem Zygoma. J Clin Orthod. 2002; 36(8): 455-59.

53. Bousquet F, Bousquet P, Mauran G, Parguel P. Utilização de um pilar impactado para ancoragem. J Clin Orthod. 1996; 30(5): 261-65.

54. Melsen B, Verna C. Implantes Miniscrew: O sistema de ancoragem de Aarhus. Semin Orthod. 2005; 11(1): 24-31.

55. Gandini LG, Buschang PH. Alterações da largura maxilar e mandibular estudadas com implantes metálicos. Am J Orthod Dentofacial Orthop. 2000; 117(1): 75-80.

56. Lee JS, Park H.S, Kyung MH. Ancoragem de microimplantes para tratamento lingual de uma má oclusão esquelética de Classe II. J Clin Orthod 2001; 35(10):643-647.

57. Daimaruya T, Nagasaka H, Umemori M, Sugawara J, Mitani H. As influências da intrusão molar no feixe neurovascular alveolar inferior e na raiz usando o sistema de ancoragem esquelética em cães. Angle Orthod. 2001; 71(1): 60-70.

58. Bae S et al. Aplicação clínica da ancoragem de microimplantes. J Clin Orthod. 2002; 36(5): 298-302.

59. Sherwood KH, Burch JG, Thompson WI. Fechamento de mordidas abertas anteriores por intrusão de molares com ancoragem de miniplaca de titânio. Am J Orthod Dentofacial Orthop. 2002; 122(6): 593-600.

60. Favero L, Brollo P, Bressan E. Ancoragem ortodôntica com acessórios específicos: Análise de estudos relacionados. Am J Orthod Dentofacial Orthop. 2002; 122(1): 84-94.

61. Lin JC, Liou EJ. Um novo parafuso ósseo para ancoragem ortodôntica. J Clin Orthod. 2003; 37(12): 676-81.

62. Maino BG, Mura P, Bednar J. Implantes de mini-parafusos: O sistema de ancoragem Spider Screw. Semin Orthod. 2005; 11(1): 40-46.

63. Kyung HM, Park HS, Bae SM, Sung JH, Kim B. Desenvolvimento de microimplantes ortodônticos para ancoragem intra-oral. J Clin Orthod. 2003; 37(6): 321-328.

64. Kyung SH. Distalização de molares superiores com um mini-parafuso palatino médio. J clin orthod. 2003; 37(1): 22-6.

65. Sugawara J. Movimento distal de molares inferiores em pacientes adultos com o sistema de ancoragem esquelética. Am J Orthod Dentofacial Orthop. 2004; 125(2): 130-38.

66. Park HS, Kwon TG, Kwon Ow. Tratamento de mordida aberta com ancoragem de implante com micro-parafuso. Am J Orthod Dentofacial Orthop. 2004; 126(5): 627-36.

67. Kuroda S, Katayama A, Takano-Yamamoto T. Caso de mordida aberta anterior grave tratado com ancoragem de parafuso de titânio. Angle Orthod. 2004; 74(4): 558-67.

68. Herman R, Cope JB. Implantes de mini-implantes: IMTEC Mini Ortho Implantes. Semin Orthod 2005; 11:32-9.

69. Carano A, Velo S, Leone P, Siciliani G. Aplicação clínica do sistema de ancoragem mini-parafuso. J Clin Orthod 2005; 39: 9-24.

70. Kinzinger GSM. Distalização de molares superiores com jato distal suportado por um mini-parafuso. J clin orthod. 2006; 40(11): 672-8.

71. Chung KR, Nelson G, Kim SH, Kook YA. Protrusão bidentoalveolar severa tratada com retração ortodôntica dependente de microimplantes. Am J Orthod Dentofacial Orthop. 2007; 132(1): 105-115.

72. Lin JC, Yeh CL, Liou EJ, Bowman SJ. Tratamento de sorrisos gomosos de origem esquelética com ancoragem de mini-parafuso. J Clin Orthod. 2008; 42(5): 285-296.

73. Chen Y, Kyung HM, Zhao WT, Yu WJ. Factores críticos para o sucesso dos mini-implantes ortodônticos: Uma revisão sistemática. Am J Orthod Dentofacial Orthop. 2009; 135(3): 284-91.

74. Petrey JS, Saunders MM et al. Variáveis de inserção de dispositivos de ancoragem temporária: efeitos na retenção. Angle orthod. 2010; 80(4): 634-641.

75. Venkateswaran S et al. Retração En-Masse utilizando ancoragem esquelética nas regiões da tuberosidade e retromolar. J Clin Orthod. 2011; 45(5): 268-273.

76. Wilmes B et al. Tratamento estético de classe II com o beneslider e alinhadores. J Clin Orthod. 2012; 46(7): 390-398.

77. Baumgaertel S et al. Seleção do local do mini-implante bucal: A Falácia da Mucosa e as Zonas de Oportunidade. J Clin Orthod. 2012; 46(7): 432- 436.

78. Ajit K et al. Correção da mordida em tesoura utilizando a ancoragem Miniscrew. J Clin Orthod. 2012; 46(9): 573-579.

79. Sar C et al. Comparação de dois sistemas de distalização de molares suportados por implantes. Angle orthod. 2013; 83(3): 460-467.

80. Kim WJ, Ahn SJ, Chang Y. Análise histomorfométrica e mecânica do parafuso sem broca como ancoragem ortodôntica. Am J Orthod Dentofacial Orthop. 2005; 128(2): 190-194.

81. Roberts WE, Garetto LP, Arbuckle GR et al: Quais são os factores de risco da osteoporose? J Am Dent Assoc 1991;122(2):59-61.

82. Roberts WE, Simmons KE, Garetto LP et al: Fisiologia e metabolismo ósseo em implantologia dentária: Factores de risco para osteoporose e outras doenças ósseas metabólicas. Implant Dent 1992;1:11-21.

83. Roberts WE, Turley PK, BrezniakN et al; Fisiologia e metabolismo do osso. Calif Dent Assoc J 1987;15:54-61.

84. Midgett RJ, Shaye R, Fruge JF: The effect of altered bone metabolism on orthodontic tooth movement, Am J Orthod 1981;80:256-262.

85. Reddy MS, English R, Jeffcoat MK et al: Deteção da atividade da doença periodontal com uma câmara de cintilação, J Dent Res 1991;70:50- 54.

86. Misch CE, Roberts WE, Garetto LP. Fisiologia e Metabolismo Ósseo na Implantologia Contemporânea. 3ª edição. St.Louis: Mosby; 2008: 557-600.

87. Roberts WE, Turley PK, Brezniak N, Fielder PJ. Fisiologia e metabolismo do osso. Calif Dent Assoc J 1987;15:54-61.

88. Roberts WE, Smith RK, Zilberman Y et al: Adaptação óssea à carga contínua de implantes endósseos rígidos. Am J Orthod 1984;86:95-111.

89. Roberts WE. Interface do tecido ósseo. J Dent Educ. 1988; 52(12): 804 - 809.

90. Garetto LP, Chen J, Parr JA et al. Dinâmica de remodelação do osso que suporta implantes de titânio rigidamente fixados: Uma comparação histomorfométrica em quatro espécies, incluindo humanos. Implant Dent. 1995; 4(4): 235-243.

91. Academia Americana de Implantologia: Glossário de termos. J Oral Implantol. 1986; 12(2): 284-94.

92. Brunski JB. A influência da utilização funcional de implantes dentários endósseos na interface tecido-implante: Aspectos histológicos. J Dent Res. 1979; 58(10): 1953-69.

93. Gowri sankar.Singaraju, Murthy Vasu. "Dispositivos de ancoragem temporária em ortodontia". Anais e essências da medicina dentária 1.1 2009: 1-5.

94. Sheller B, Omnell L. Anquilose terapêutica de dentes decíduos. J

ClinOrthod. 1991 Aug;25(8):499-502.

95. Odman J, Grondahl K, Lekholm U, et al. O efeito dos implantes osseointegrados no desenvolvimento dentoalveolar. Um estudo clínico e radiográfico em porcos em crescimento. Eur J Orthod 1991 Aug;13(4):279-86.

96. Thilander B, Odman J, Grondahl K, et al. Aspectos sobre implantes osseointegrados inseridos em maxilares em crescimento. Um estudo biométrico e radiográfico num porco jovem. Eur J Orthod 1992 Abr;14(2):99-109.

97. Becker W, Becker B. Regeneração de tecidos guiada para implantes colocados em alvéolos de extração e para deiscências de implantes. Int J Periodont Restor Dent 1990;10(5):376-91.

98. Arora B, Worley C, Gutta R, et al. Formação óssea sobre implantes parcialmente expostos utilizando regeneração de tecidos guiada. J Oral Maxillofac Surg 1992; 50:1060-1065.

99. Nevins M, Mellonig J. Melhoria da crista edêntula danificada antes dos implantes dentários. Int J Periodont Restor Dent 1992;12(2):96-111.

100. Wehrbein H, Diedrich P: Implantes endósseos de titânio durante e após carga ortodôntica: um estudo experimental em cão. Clin Oral Implant Res 1993; 4:76-82.

101. Wehrbein H, Merz BR, Diedrich P: Suporte ósseo palatino para ancoragem de implantes ortodônticos: um estudo clínico e radiológico. Eur J Orthod 1999 Feb;21(1):65-70.

102. Bernhart T, Vollgruber A, Gahleitner A, et al. Alternativa à região mediana do palato para a colocação de um implante ortodôntico. Clin Oral Implant Res 2000 Dec;11(6):595-601.

103. Bernhart T, Freudenthaler J, Dortbudak O, et al. Implantes epitéticos curtos para ancoragem ortodôntica na região paramediana do palato: um estudo clínico. Clin Oral Implant Res 2001; 12:624-631.

104. Crismani A, Bantleon HP, Bernhart T, Cope JB. Implantes Palatais: O Ortossistema Straumann. Semin Orthod 2005; 11:16-23.

105. Kang S, Lee SJ, Ahn SJ, Heo MS, Kim TW. Espessura óssea do palato para ancoragem ortodôntica de mini-implantes em adultos. Am J Orthod 2007 Apr;131(4 Suppl); S74-81.

106. Asscherickx K, Hanssens JL, Wehrbein H, Sabzevar MM. Implantes de Ancoragem Ortodôntica Inseridos na Sutura Palatina Mediana e Crescimento Maxilar Transversal Normal em Cães em Crescimento: Um Estudo Biométrico e Radiográfico. Angle Orthod 2005;75(5):826-831.

107. Cousley R. Aspectos críticos na utilização de implantes palatinos ortodônticos. Am J Orthod Dentofac Orthop 2005; 127:723-9.

108. Schlegel KA, Kinner F, Schlegel KD. A base anatómica dos implantes palatinos em ortodontia. Int J Adult Orthod Orthognath Surg 2002;17(2):133-9.

109. Wehrbein H, Merz BR, Hammerle CHF, Lang NP. Contacto osso-implante de implantes ortodônticos horizontais em humanos sujeitos a carga. Clin Oral Implants Res 1998;9:348-53.

110. Crismani AG, Bernhart T, Baier C, et al. Procedimento chair side para ligação de arcadas transpalatais com implantes palatais. Eur J Orthod *2002* Aug;24(4):337-42.

111. Giancotti A, Muzzi F, Santini F, et al. Método StraumannOrthosystem para ancoragem ortodôntica: procedimento passo-a-passo. World J Orthod 2002;3:140-146.

112. Benson PE, Tinsley D, O'Dwyer JJ, Majumdar A , *Doyle, P ,*Sandler PJ. Implantes palatinos médios vs aparelho extrabucal para ancoragem ortodôntica - um ensaio clínico randomizado: Resultados cefalométricos. Am Jorthod Dentofacial orthop 2007 Nov;132(5):606-15.

113. Sandler J, Benson PE, Doyle P, Majumder A, O'Dwyer J, Speight P,

etal. Palatal implants are a good alternative to headgear: Um ensaio aleatório. Am J Orthod Dentofacial Orthop 2008 Jan;133(1):51-7.

114. *Chen* F, *Terada* K, Hanada K, *Saito* I. Efeito de ancoragem de implantes palatinos osseointegrados e não osseointegrados. Angle Orthod, 2006 Jul;76(4): 660-665.

115. Chen X, Chen G, He H, Peng C, Zhang T, Ngan P . Osseointegração e propriedades biomecânicas do sistema onplant Am J Orthod Dentofacial Orthop. 2007;132:278.e1-278.e6.

116. Feldmann I e Bondemark L. Capacidade de ancoragem de sistemas de ancoragem osseointegrados e convencionais: Um ensaio aleatório controlado Am J Orthod Dentofacial Orthop 2008;133:339.e19-339.e28.

117. Bantleon H, Bernhart T, Crismani AG, Zachrisson BU. Ancoragem ortodôntica estável com implantes palatinos osseointegrados. World J Orthod 2002;3:109-16.

118. Sobrevivência e taxas de insucesso de dispositivos de ancoragem ortodôntica temporária: Uma revisão sistemática. Clin Oral Implants Res. 2009 Dec;20(12):1351-9.

119. Sugawara J, Nishimura M. Implantes de miniboneco: O sistema de ancoragem esquelética. Semin Orthod 2005;11:47-56.

120. Costa A, Pasta G, Bergamaschi G.Profundidades intra-orais de tecidos duros e moles para dispositivos de ancoragem temporária. Semin Orthod 2005;11:10-15.

121. Veziroglu F, Uckan S, Ozden UA, Arman A. Estabilidade do Sistema de Ancoragem Ortodôntica Zygomatic Plate-Screw. Angle Orthod 2008 Sep;78(5): 902-907.

122. Erverdi N, Keles A, Nanda R. A utilização de ancoragem esquelética no tratamento da mordida aberta: Uma avaliação cefalométrica. Angle Orthod. 2004 Jun; 74(3):381-90.

123. Yao CCJ, Lee JJ, Chen HY, Jenny Chang ZC, Chang HF, Chen YJ. Intrusão de molares superiores com aparelhos fixos e ancoragem de mini-implantes estudada em três dimensões Angle Orthod 2005;75:754-760.

124. Faber J, Morum TF, Leal S, Berto PM, Carvalho CK. Miniplacas permitem o tratamento eficiente e eficaz de mordidas abertas anteriores. Rev. Dent. Press Orthod. Ortop. Facial 2008;13(5):144-57.

125. Spiekermann H. Implantology, ed 1. Estugarda: Thieme, 1995:38.

126. Jong Suk Lee, Jung Kook Kim, Young-Chel Park, Robert L Vanarsdall. Aplicações de Mini-Implantes Ortodônticos. Quintessence Publishing Co, Inc.2007:p13-28.

127. Papadopoulos MA, Tarawneh F. A utilização de implantes mini-implantes para ancoragem esquelética temporária em ortodontia: uma revisão abrangente. Oral Surg Oral Med Oral Pathol Oral Radiol 2007;103:e6-15.

128. Spencer KR, Ferguson JW, Smith AC, et al. Design da cabeça do parafuso: um estudo experimental para avaliar a influência do design no desempenho. J Oral Maxillofac Surg 2004;62: 473-8.

129. Kim TW, Baek SH, Kim JW, et al. Efeitos dos micro-sulcos na taxa de sucesso e na adaptação dos tecidos moles dos mini-implantes ortodônticos. Angle Orthod 2008;78:1057-64.

130. Moschos A. Papadopoulos. Ancoragem esquelética no tratamento ortodôntico da má oclusão de Classe II. Mosby Elsevier 2015:p39-47.

131. Misch CE. Contemporary implant dentistry 2nd edition, Saint Louis: Mosby; 1999.

132. Karim Chaddad; André F.H. Ferreira; Nico Geurs; Michael S. Reddy. Influência das caraterísticas da superfície nas taxas de sobrevivência de mini-implantes. Angle Orthodontist, 2008;78:107-113.

133. Gracco A, Cirignaco A, Cozzani M, et al. Análise numérica/experimental do campo de tensão em torno de mini-implantes para ancoragem ortodôntica. Eur J Orthod 2009;31:12-20.

134. Seon A Lim; Jung-Yul Cha; Chung-Ju Hwang. Torque de inserção de mini-implantes ortodônticos de acordo com alterações na forma, diâmetro e comprimento. Angle Orthod 2008;78:234- 240.

135. Miyawaki S, Koyama I, Inoue M, Mishima K, Sugahara T, Takano-Yamamoto T. Factores associados à estabilidade dos parafusos de titânio colocados na região posterior para ancoragem ortodôntica. Am J Orthod Dentofacial Orthop. 2003; 124:373-378.

136. Dalstra M, Cattaneo PM, Melsen B. Transferência de carga de mini-implantes para ancoragem ortodôntica. Orthod 2004; 1:53-62.

137. Paola Maria Poggio; Cristina Incorvati; Stefano Velo; Aldo Carano. "Zonas seguras": Um guia para o posicionamento de mini-implantes na arcada maxilar e mandibular. Angle Orthod 2006;76:191-197.

138. Deguchi T, Nasu M, Murakami K, Yabuuchi T, Kamioka H, Takano-Yamamoto T. Avaliação quantitativa da espessura do osso cortical com varrimento tomográfico computorizado para implantes ortodônticos. Am J Orthod Dentofacial Orthop 2006;129:721.e7-12.

139. Kim YH, Yang SM, Kim S, et al. Mini-implantes palatinos para ancoragem ortodôntica: factores que afectam o sucesso clínico. Am J Orthod Dentofacial Orthop 2010;137:66-72.

140. Lin JCY, Liou EJW, Yeh CL, et al. Uma avaliação comparativa do atual sistema de mini-parafusos ortodônticos. World J Orthod 2007;8:136-44.

141. Kuroda S, Sugawara Y, Deguchi T, et al. Utilização clínica de implantes mini-implantes como ancoragem ortodôntica: taxas de sucesso e desconforto pós-operatório. Am J Orthod Dentofacial Orthop 2007;131:9-15.

142. Mah J, Bergstrand F. Dispositivos de ancoragem temporária: um

relatório da situação. J Clin Orthod 2005;39:132-6.

143. Kim JW, Baek SH, Kim TW, et al. Comparação da estabilidade entre mini-implantes de tipo cilíndrico e cónico. Angle Orthod 2008;78:692-8.

144. Wilmes B, Rademacher C, Olthoff G, et al. Parâmetros que afectam a estabilidade primária dos mini-implantes ortodônticos. J Orofac Orthop 2006;67:162-74.

145. Labanauskaite B, Jankauskas G, Vasiliauskas A, Haffar N. Implantes para ancoragem ortodôntica. Meta-análise. Stomatologia 2005 ;7:128-32.

146. Yan Chen, Hong-In Shin, e Hee-Moon Kyung. Comparação biomecânica e histológica de microimplantes ortodônticos auto-perfurantes e auto-roscantes em cães. Am J Orthod Dentofacial Orthop 2008; 133:44-50.

147. Wilmes B, Ottenstreuer S, Su YY, Drescher D. Impacto do desenho do implante na estabilidade primária dos mini-implantes ortodônticos. J Orofac Orthop. 2008 Jan;69(1):42-50.

148. Shinya Yano, Mituru Motoyoshi, Miwa Uemura, Akiko Ono e Noriyoshi Shimizu. Os mini-parafusos ortodônticos cónicos induzem a coesão osso-parafuso após carga imediata Eur J Orthod 2006; 28:541-546.

149. Chen YJ, Chen YH, Lin LD, Yao CC. Torque de remoção de mini-implantes utilizados para ancoragem ortodôntica - um relatório preliminar. Int J Oral Maxillofac Implants. 2006; 21:283-289.

150. Buchter A, Wiechmann D, Koerdt S, Wiesmann HP, Piffko J, Meyer U. Reação do implante relacionada com a carga de mini-implantes utilizados para ancoragem ortodôntica. Clin Oral Implants Res. 2005;16:473-479.

151. Motoyoshi M, Hirabayashi M, Uemura M, Shimizu N. Torque de colocação recomendado quando se aperta um mini-implante

ortodôntico. Clin. Oral Impl. Res. 17, 2006; 109-114.

152. Ludwig B, Glasl B, Kinzinger GSM, et al. Orientações anatómicas para a inserção de mini-implantes: Sítios interradiculares vestibulares. J Clin Orthod 2011; 45:165-73.

153. Cha BK, Lee YH, Lee NK, et al. Espessura do tecido mole para a colocação de um parafuso ortodôntico usando um dispositivo ultrassónico. Angle Orthod 2008; 78:403-8.

154. Biavati AS, Tecco S, Migliorati M, et al. Mapeamento tomográfico tridimensional relacionado com a estabilidade primária e as caraterísticas estruturais do mini-implante. Orthod Craniofac Res 2011; 14:88- 99.

155. Lekholm U, Zarb G. Seleção e preparação dos doentes. In: Branemark PI, Zarb GA, Albrektsson T, editores. Tissue integrated prostheses. Berlim: Quintessence; 1985. p. 199-210.

156. Misch CE. Densidade do osso: efeito nos planos de tratamento, abordagem cirúrgica, cicatrização e carga óssea progressiva. Int J Oral Implantol 1990; 6:23-31.

157. Farnsworth D, Rossouw PE, Ceen RF, et al. Espessura do osso cortical em locais comuns de colocação de implantes mini-implantes. Am J Orthod Dentofacial Orthop 2011; 139:495-503.

158. Fayed MM, Pazera P, Katsaros C. Locais óptimos para a colocação de mini-implantes ortodônticos avaliados por tomografia computorizada de feixe cónico Angle Orthod 2010;80:939-51.

159. Baumgaertel S, Hans MG. Espessura do osso cortical bucal para colocação de mini-implantes. Am J Orthod Dentofacial Orthop 2009;136:230-5.

160. Kravitz ND, Kusnotob B. Riscos e complicações dos mini-implantes ortodônticos. Am J Orthod Dentofacial Orthop 2007;131(Suppl.):43-51.

161. Lim JE, Lee SJ, Kim YJ, et al. Comparação da espessura do osso cortical e da proximidade da raiz nos locais interradiculares maxilar e mandibular para a colocação de mini-implantes ortodônticos Orthod Craniofac Res 2009;12:299-304.

162. Hernández LC, Montoto G, Puente RM, et al. "Mapa ósseo" para uma colocação segura de mini-implantes gerado por tomografia computorizada. Clin Oral Implants Res 2008;19: 576-81.

163. Jaffar AA, Hamadah HJ. Uma análise da posição do forame palatino maior. J Basic Med Sci 2003;3:24-32.

164. Brite Melsen. Mini implantes: em que ponto estamos? J Clin Orthod 2005; 39: 539-547.

165. Kim HJ, Yun HS, Park HD, Kim DH, e Park YC. Tecido mole e espessura cortical em locais de implantes ortodônticos. Am J Orthod Dentofacial Orthop 2006; 130: 177-182.

166. Shahlaie M, Gantes B, Schulz E, Riggs M, e Crigger M. Avaliações da densidade óssea de locais de implantes dentários: Tomografia computorizada quantitativa. Int J Oral Maxillofac Implants 2003; 18: 224-231.

167. Lee JS, Kim DH, Park YC, Kyung SH, e Kim TK. O uso eficiente de implantes de mini-implantes palatinos médios. Angle Orthod 2004; 74: 711-714.

168. Martin W, Heffernan M e Ruskin J. Fabrico de modelos para um implante ortodôntico palatino médio: nota técnica. Int J Oral Maxillofac Implants 2002; 17: 720-722.

169. MA Schnelle, FM Beck, Jaynes RM, Huja SS. Uma avaliação radiográfica do osso para colocação de mini-implantes. Angle Orthod 2004; 74: 832-837.

170. Huja SS, Litsky AS, Beck FM, Johnson KA, e Larsen PE. Força de arrancamento de parafusos monocorticais colocados na maxila e mandíbula de cães. Am J Orthod Dentofacial Orthop 2005; 127: 307-

313.

171. Huang LH, Shotwell JL, e Wand HL. Implantes dentários para ancoragem ortodôntica. Am J Orthod Dentofacial Orthop 2005;127: 713-722.

172. Pawan Gautam, Ashima Valiathan. Implantes dentários como ancoragem. Am J Orthod Dentofacial Orthop. 2006;129:174.

173. Liou EJ, Pai BC, Lin JC. Os mini-implantes permanecem estacionários sob forças ortodônticas? Am J Orthod Dentofacial Orthop 2004;126:42-7.

174. Maino BG, Bednar J, Pagin P et al. O parafuso de aranha para ancoragem esquelética. J Clin Orthod 2003; 37: 90-97.

175. Wu JC, Huang J, Xhao S, Xu X e Xie Z. Modelo radiográfico e cirúrgico para colocação de microimplantes ortodônticos em áreas interradiculares: uma nota técnica. Int J Oral Maxillofac Implants 2006; 21: 629-634.

176. Freudenthaler JW, Haas R e Bantleon HP. Parafusos de titânio bicorticais para ancoragem ortodôntica crítica na mandíbula. Um relatório preliminar sobre aplicações clínicas. Clin. Oral Impl Res. 2001; 12: 358-363.

177. Kim T-W, Kim H. Aplicação clínica de mini-implantes ortodônticos. Seul, Coreia: Myung Mun; 2008. p. 44.

178. Reddy KB, Kumar MP, Kumar MN. Uma grelha para guiar a colocação de mini-implantes. J Clin Orthod. 2008 Sep;42(9):531-2.

179. Sung, J.H.; Kyung, H.M.; Bae, S.M.; Park, H.S.; Kwon, O.W.; e McNamara, J.A. Jr.: Microimplantes em Ortodontia, Dentos, Daegu, Coreia, 2006.

180. HS Park, SH Jeong e OW Kown. Factores que afectam o sucesso clínico dos implantes de parafuso utilizados como ancoragem ortodôntica. Am J Orthod Dentofacial Orthop 2006; 130: 18- 25.

181. Orenstein IH, Tarnow DP, Morris HF, Ochi S. Factores que afectam a mobilidade do implante no momento da colocação e integração do implante móvel no momento da descoberta. J Periodontol 1998; 69; 1404-1412.

182. Celenza F, Hochman MN. Ancoragem absoluta em ortodontia: modalidades diretas e indirectas assistidas por implantes. J Clin Orthod 2000;34:397- 402.

183. Albrektsson T, Branemark PI, Hansson HA, Lundstrom J. Implantes de titânio osseointegrados. Requisitos para assegurar uma ancoragem duradoura e direta entre o osso e o implante no homem. Ata Orthop Scand 1981;52:155-70.

184. Ohmae M, Saito S, Morohashi T, Seki K, Qu H, Kanomi R, et al. Uma avaliação clínica e histológica de mini-implantes de titânio como âncoras para intrusão ortodôntica no cão beagle. Am J Orthod Dentofacial Orthop 2001;119:489-97.

185. Andre Buchter, Dirk Wiechmann, Christoph Gaertner, Marc Hendrik, Martin Vogeler, Hans Peter Wiesmann, Josef Piffko, Ulrich Meyer. Load-related bone modelling at the interface of orthodontic micro-implants. Clin. Oral Impl. Res. 17, 2006; 714-722.

186. Ohashi E, Pecho OE, Moron M, e Lagravere MO. Protocolos de carga de implante versus parafuso em ortodontia. Angle Orthod 2006; 76: 721-727.

187. HS Park, Kown TG, Sung JH. Tratamento sem extração com implante de parafuso microscópico. Angle Orthod 2004; 74: 539-549.

188. HS Park, SK Lee e OW Kwon. Movimento distal de grupo dos dentes usando ancoragem de implante com micro-parafuso. Angle Orthod 2005; 75: 602- 609.

189. HS Park e TG Kown. Mecânica de deslizamento com ancoragem de implante de parafuso microscópico. Angle Orthod 2004; 74: 703-710.

190. YJ Jeon, YH Kim, Son WS, e Hans MK. Correção do plano oclusal inclinado com mini-implantes num paciente com assimetria facial. Am J Orthod Dentofacial Orthop 2006; 130: 244-52.

191. HS Park, Kwon OW, e Sung JH. Ancoragem de microimplantes para erupção forçada de caninos impactados. J Clin Orthod 2004; 38: 297-302.

192. Yao CC, Wu CB, Wu HY, Kok SH, Chang HF, e Chen YJ. Intrusão do primeiro e segundo molares superiores esquerdos sobrerompidos por mini-implantes com aparelhos ortodônticos fixos parciais: Um relato de caso. Angle Orthod 2004; 74: 550-557.

193. Deguchi T, Yamamoto T, Kanomi R, Hartsfield JK, Roberts WE, e Garetto LP. O uso de pequenos parafusos de titânio para ancoragem ortodôntica. J Dent Res 2003; 5: 377-381.

194. Park YC, Lee SY, Kim DH, e Jee SH. Intrusão dos dentes posteriores com implantes mini-implantes. Am J Orthod Dentofacial Orthop 2003; 123: 690- 694.

195. James Lin e Eric Liou, e Yeh CI . Intrusão dos molares superiores sobreerupcionados com ancoragem de mini-implante. J Clin Orthod 2006; 40: 378-383.

196. K Chung, SH Kim, Y Kook. Implante ortodôntico em C para distalização da dentição mandibular em correção de classe III. Angle Orthod 2005; 75: 119-128.

197. Gelgor IE, Buyukyilmaz T, Karaman AIY et al. Distalização de molares suportada por parafusos intra-ósseos. Angle Orthod 2004; 74: 838-850.

198. SH Kyung, JH Choi, Park YC. Ancoragem de mini-implante usada para protrair o segundo molar inferior nos locais de extração do primeiro molar. J Clin Orthod 2003; 37: 575-579.

199. Lee KJ, Park YC, Park YJ, Hwang WS. Expansão palatina não cirúrgica assistida por mini-implante antes da cirurgia ortognática para um paciente com prognatismo mandibular grave. Am J Orthod Dentofacial Orthop 2010;137:830-839.

200. HS Park, HM Kyung e JH Sung. Um método simples de verticalização de molares com ancoragem de microimplantes. J Clin Orthod 2002; 36: 592-596.

201. Ravindra Nanda, Flavio Andres Uribe. Dispositivos de Ancoragem Temporária em Ortodontia. Mosby Elsevier, 2009;265-70.

202. Fabbroni G, Aabed S, Mizen K, Starr DG. Parafusos transalveolares e a incidência de danos dentários: um estudo prospetivo. Int J Oral Maxillofac Surg 2004;33:442-6.

203. Ardekian L, Oved-Peleg E, Mactei EE, Peled M. O significado clínico da perfuração da membrana sinusal durante o aumento do seio maxilar. J Oral Maxillofac Surg 2006;64:277-82.

204. Branemark AM, Adell R, Albrektsson T, Lekholm U, Lindstrom J, Rockier B. Um estudo experimental e clínico de implantes osseointegrados que penetram na cavidade nasal e no seio maxilar. J Oral Maxillofac Surg 1984;42:497-505.

205. Sevimay M, Turhan F, Kilicarslan MA, Eskitascioglu G. Análise tridimensional por elementos finitos do efeito de diferentes qualidades ósseas na distribuição de tensões numa coroa suportada por implantes. J Prosthet Dent 2005;93:227-34.

206. Heidemann W, Terheyden H, Gerlach KL. Análise da interface osso/metal de parafusos sem broca e parafusos auto-roscantes. J Craniomaxillofac Surg 2001;29:69-74.

207. Byung-ho choi, jingxu li, Han-sung kim, Chang-yong ko, Seung-mi jeong, Feng xuan e Seoung-ho lee. ingestão de parafusos de ancoragem ortodôntica: um estudo experimental em cães. Am J Orthod Dentofacial Orthop 2007;131:767-8.

208. Jian-chao Wu, Ji-na Huang, e Shi-fang Zhao. Microimplante bicortical com 2 cabeças de ancoragem para o movimento mesial do dente posterior no cão beagle. Am J Orthod Dentofacial Orthop 2007;132:353-9.

209. Rokkanen, P., Bostman, O., Vainionpaa, S.,Makela, E. A., Hirvensalo, E., Partio, E. K.,Vihtonen, K.,Patiala, H., e Tormala, P.:Dispositivos absorvíveis na fixação de fracturas. J Trauma 1996;40:123-7.

210. Tormala, P.: Biodegradable self-resin forced composite materials; manufacturing structure and mechanical properties. Clin Mater 1992;10:29-34.

211. Cutright, D. E., e Hunsuck, E. E.: Reação dos tecidos à sutura biodegradável de ácido poliláctico. Oral Surg Oral Med Oral Pathol 1971;31:134-9.

212. Miller, R. A., Brady, J. M., e Cutright,D. E.: Taxas de degradação de implantes reabsorvíveis orais (polilactatos e poliglicolatos): modificação da taxa com alterações nas proporções de copolímero PLA/PGA. J Biomed Mater Res 1977;11:711-9.

213. Richard C. Edwards, Kevin D. Kiely e Barry L. Eppley. Fixação de Osteotomias Bimaxilares com Placas e Parafusos Reabsorvíveis: Experiência em 20 casos consecutivos. J Oral Maxillofac Surg 59:271-276, 2001

214. Aoki T, Ogawa K, Miyazawa K, Kawai T, Goto S. A utilização de implantes bioabsorvíveis como ancoragem ortodôntica em cães. Dent Mater J. 2005 Dec;24(4):628-35.

215. Jones CG. Clorexidina: ainda é o padrão ouro? Periodontal 2000 1997;15:55-62.

216. Tony C. K. Lee, Colman P. J. McGrath, Ricky W. K. Wong, A. Bakr M. Rabie. As percepções dos pacientes em relação ao microimplante como ancoragem em ortodontia. Angle Orthod, 2008;78(2):228-233.

217. Cornelis MA, Scheffler NR, Nyssen-Behets C, De Clerck HJ, Tulloch JF. Percepções dos pacientes e dos ortodontistas sobre as miniplacas utilizadas para ancoragem esquelética temporária: um estudo prospetivo. Am J Orthod Dentofacial Orthop. 2008 Jan;133(1):18-24.

218. Bergsma, E. J., Rozema, F. R., Bos, R. R., e de Bruijn, W. C: Reacções de corpos estranhos a placas e parafusos ósseos reabsorvíveis de poli(L-lactido) utilizados para a fixação de fracturas zigomáticas instáveis. J Oral Maxillofac Surg 51:666-70, 1993.

219. Matsusue Y, Hanafusa S, Yamamuro T, Shikinami Y, Ikada Y. Reação tecidular de uma haste bioabsorvível de poli (L-lactídeo) de ultra alta resistência: Um estudo a longo prazo em coelhos. Clin Orthop 317:246-253, 1995.Pal TK. Fundamentos e história da implantologia dentária. J Int Clin Dent Res Organ 2015;7:6- 12.

220. Sandler et al: Eficácia de 3 métodos de reforço de ancoragem para ancoragem máxima em adolescentes: Um ensaio clínico aleatório multicêntrico de 3 braços. Am J Orthod Dentofacial Orthop.2014;146:10- 20

221. Abdullsalam abdulgawai Al-Dumaini et al. Uma nova abordagem para o tratamento de más oclusões esqueléticas de Classe II: ancoragem esquelética baseada em miniplacas. Am J Orthod Dentofacial Orthop 2018;153:239- 47

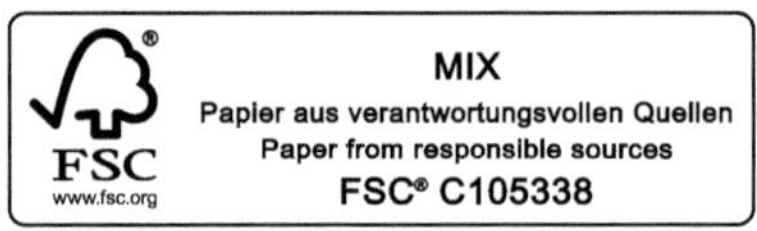

Printed by Books on Demand GmbH, Norderstedt / Germany